Die

Praxis der Zahnextraktion

einschließlich

der örtlichen Schmerzbetäubung.

Die
Praxis der Zahnextraktion
einschließlich
der örtlichen Schmerzbetäubung.

Kurzgefaßtes Lehrbuch für Ärzte, Zahnärzte und Studierende

von

a. ö. Prof. Dr. B. Mayrhofer,
Vorstand des k. k. zahnärztlichen Universitätsinstitutes und Primararzt
am Allgemeinen Krankenhause in Innsbruck.

Mit 54 Abbildungen im Text.

Wiesbaden.
Verlag von J. F. Bergmann
1911.

ISBN-13: 978-3-642-90089-1 e-ISBN-13: 978-3-642-91946-6
DOI: 10.1007/978-3-642-91946-6

Softcover reprint of the hardcover 1st edition 1911

Vorwort.

Es gibt zwar mehrfach Bücher und zusammenfassende Abhandlungen, welche die Zahnextraktion behandeln, dennoch habe ich dem Antrage des Verlages, dieses Thema noch einmal für sich zu bearbeiten, gerne Folge geleistet, da Gegenstände, welche so direkt aus der Praxis gegriffen sind, wie die Lehre vom Zahnziehen, ganz gut eine Darstellung von verschiedenen Seiten vertragen; und wenn die eigenen Erfahrungen in Praxis und Unterricht der Schilderung hie und da ein subjektives Gepräge aufdrückten, so dürfte darin kaum ein Nachteil erblickt werden, während andererseits die vom Herkömmlichen etwas abweichende Auffassung und Gruppierung des Stoffes vielleicht der Mehrzahl meiner Leser, wie ich wünschen möchte, zusagt.

Die mit Rücksicht auf den Praktiker ausgewählten Literaturangaben beziehen sich hauptsächlich auf neuere Publikationen, insbesondere solche der letzten Jahre.

Innsbruck, im August 1911.

B. Mayrhofer.

Inhalt.

Abkürzungen.

B. kl. W. = Berliner klinische Wochenschrift.

D. M. f. Z. = Deutsche Monatsschrift für Zahnheilkunde.

D. M. W. = Deutsche medizinische Wochenschrift.

D. Z. i. V. = Deutsche Zahnheilkunde in Vorträgen. Herausgegeben von Julius Witzel. Leipzig. G. Thieme.

D. Z. W. = Deutsche zahnärztliche Wochenschrift.

Erg. d. g. Z. = Ergebnisse der gesamten Zahnheilkunde, herausgegeben von G. Fischer und B. Mayrhofer, Wiesbaden, J. F. Bergmann.

Korr. f. Schw. Ä. = Korrespondenzblatt für Schweizer Ärzte.

Med. Kl. = Medizinische Klinik.

M. M. W. = Münchener medizinische Wochenschrift.

Ö. U. V. f. Z. = Österreichisch-Ungarische Vierteljahrsschrift für Zahnheilkunde.

Ö. Z. f. St. = Österreichische Zeitschrift für Stomatologie.

Schw. V. f. Z. = Schweizer Vierteljahresschrift für Zahnheilkunde.

W. kl. W. = Wiener klinische Wochenschrift.

W. M. W. = Wiener medizinische Wochenschrift.

Z. f. Ch. = Zentralblatt für Chirurgie.

Einleitung.

Aus der Geschichte der Chirurgie wissen wir, daß es eine Zeit gab, in der man zwischen „höherer" und „niederer" Chirurgie unterschied. Die erstere lag in den Händen der Fachchirurgen, letztere wurde hauptsächlich von Laien ausgeübt. Zu den sogenannten „niederen Operationen" gehörte damals nicht bloß das Zahnziehen, sondern auch noch die Blasenstein- und die Bruchoperation. Neben „Zahnbrechern" zogen „Stein- und Bruchschneider" auf den Jahrmärkten herum und boten ihre Kunst dem leidenden Publikum an. Es war rohe und roheste Empirie, was da getrieben wurde, neben viel Scharlatanerie und Schwindel, der sich hier breitmachte, gab es unter den Bruchschneidern aber auch hochbegabte Leute, es sei nur an den berühmten Peter Franco in Lausanne erinnert, zu dem mancher Jünger der Medizin in die Lehre ging. Nichtsdestoweniger konnten sich die Fachchirurgen lange Zeit hindurch nicht entschließen, sich mit diesen „niederen Operationen", welche auch von Nichtärzten ausgeführt werden durften, zu befassen. Als sie aber später damit anfingen, auch dieses Gebiet in den Bereich ihrer Tätigkeit einzubeziehen, da wurden unter den Händen der allmählich immer mehr naturwissenschaftlich, insbesonders anatomisch sich bildenden Ärzte, die nun daran gingen, die Verhältnisse theoretisch klarzulegen, aus der empirischen Bruch- und Steinschneiderei nach und nach auf wissenschaftlich medizinischer Grundlage aufgebaute chirurgische Operationen.

Ähnlich verhält es sich mit der Zahnextraktion, ja mit der Zahnheilkunde überhaupt, nur mit dem Unterschiede, daß sich die Entwicklung der Chirurgie aus den genannten Anfängen bis zur heutigen Höhe im Verlaufe von Jahrhunderten, die Entwicklung der Zahnheilkunde aber von der Empirie zur Wissenschaft in wenigen Jahrzehnten vollzog, entsprechend dem raschen Kulturfortschritte des 19. Jahrhunderts, insbesondere aber, weil die Zahnärzte die naturwissenschaftlichen Errungenschaften des letzteren bereits vorfanden und sich zunutze machen konnten. Dementsprechend werden heutzutage an die fachgemässe Ausführung einer Zahnextraktion so hohe Ansprüche gestellt, daß zwischen ihr und einem laienhaften Zahnreißen eine nicht minder weite Kluft gähnt, als zwischen einem aseptischen Bassini-Brenner und der alten Bruchschneiderei.

Eine Fülle von Forschung und Beobachtung hat diesen Umschwung angebahnt, insbesondere haben genauere anatomische Studien zur Ausbildung einer rationellen Extraktionsmechanik und zur Konstruktion eines dieser angepaßten Instrumentariums geführt, die Schmerzlosigkeit wesentlich zur Vervollkommnung der Technik beigetragen und die Antiseptik es möglich gemacht, die operative Entfernung der Zähne auch unter den ungünstigsten mechanischen Verhältnissen durch Anpassung des Eingriffes an den Einzelfall nach wissenschaftlichen Prinzipien auszuführen und damit die Kunst des Extrahierens auf die Höhe einer chirurgischen Operation gehoben.

Um die Voraussetzungen für eine wissenschaftliche Zahnextraktion kennen zu lernen, werden wir uns daher mit der Anatomie der Zähne und Kiefer im Hinblick auf unsere speziellen Zwecke befassen müssen, dann die Extraktionsmechanik besprechen und uns gleichzeitig mit dem Instrumentarium bekannt machen. Des weiteren werden wir dann die Handhabung der Antiseptik, die Nachbehandlung der Extraktion, namentlich die Blutstillung, die operativen Extraktionen, die Pathologie der Extraktion und schließlich Indikation und Kontraindikation in den Kreis unserer Betrachtungen ziehen. An die Spitze unserer Ausführungen wollen wir aber die Lehre von der örtlichen Schmerzbetäubung stellen, denn hauptsächlich auf dieser Basis ist die Zahnextraktion das geworden, was sie heute ist.

Erster Teil.

Die örtliche Schmerzbetäubung.

Erster Abschnitt.

Allgemeines.

Zur Herbeiführung von Schmerzlosigkeit stehen für die Zahnextraktion zwei Methoden zur Verfügung, die Allgemein-Narkose und die Lokal-Anästhesie. Was die erstere anlangt, so war ja die Zahnextraktion überhaupt die erste chirurgische Operation, welche in Allgemeinbetäubung ausgeführt wurde[1] und ein Zahnarzt, William Morton in Boston, war es, der im Jahre 1846 als erster durch Einatmung von Ätherdämpfen seine Patienten behufs schmerzloser Zahnextraktion in einen künstlichen Schlaf versetzte. Welche kolossale Umwälzung diese Erfindung eines Zahnarztes für die Chirurgie im Gefolge hatte, ist hinlänglich bekannt. Schon ein Jahr später, im November 1847, empfahl der Gynäkologe Simpson das Chloroform an Stelle des Äthers. Großer Enthusiasmus ergriff die chirurgische Welt, aber bald wurden einige Chloroform-Todesfälle gemeldet und es ist daher begreiflich, daß man für kleinere chirurgische Eingriffe, also insbesonders für die Zahnextraktion, nach ungefährlichen Narkotizis suchte. Bromäthyl, Stickoxyd, dessen Kombination mit Sauerstoff als Lachgas, Pental unseligen Angedenkens, Ätherrausch usw. kamen nach der Reihe auf. Da wurde anfangs der Achtzigerjahre das Kokain entdeckt, von den Augenärzten (Koller) zuerst erfolgreich angewendet und empfohlen und nun gelangte die lokale Anästhesie in den Vordergrund des Interesses, speziell auch für die Zahnextraktion. Aber infolge viel zu hoch genommener Dosierung stiftete das neue Mittel großes Unheil. Man liest von 20-, selbst 30prozentigen Lösungen, welche eingespritzt wurden, und bald erschienen Berichte von Todesfällen nach Kokaininjektion. Die Folge war, daß das Kokain in der zahnärztlichen Literatur von verschiedenen Seiten in Verruf erklärt wurde und man sich wieder den leichteren Narkotizis, insbesondere dem Bromäthyl und Lachgas und der Ausbildung kurzdauernder Narkosen zuwendete. Zwar haben einzelne Forscher, so insbesondere Bleichsteiner in Graz, auch mit schwachen, zwei-, selbst einprozentigen Lösungen ganz gute Resultate gemeldet, doch ohne allgemeine Nachahmung zu finden. Erst vor wenigen Jahren trat

---

1. H. Tillmanns: Lehrbuch der allgemeinen Chirurgie. Leipzig 1904.

hierin ein fast plötzlicher Wandel ein, als es gelang, durch Zusatz von Nebennieren-Präparaten zu ganz schwachen Kokainlösungen derartige Erfolge zu zeitigen, daß heute die Allgemeinnarkose, welche immer es sei, zu jeder Zahnextraktion regelmäßig anzuwenden, direkt als Rückständigkeit bezeichnet werden muß.

Zwischen der Anwendung allgemeiner Narkose und örtlicher Schmerzbetäubung zum Zwecke der Zahnextraktion besteht ein prinzipieller Unterschied, der ganz außerordentlich zugunsten der letzteren in die Wagschale fällt und auf der relativ langen Dauer, dem langen Anhalten der lokalen Empfindungslosigkeit bei Mitverwendung der Nebennierenpräparate beruht. Dadurch wurde das Kriterium für eine gute Extraktion von Grund aus umgeändert und überhaupt erst auf eine rationelle, wissenschaftliche Basis gestellt. Während man nämlich jede Narkose nach Möglichkeit abkürzt, für die Narkose-Extraktion also eine blitzschnelle Ausführung verlangt — muß man doch bei dem geringen Quantum des zugeführten Narkotikums jeden Augenblick auf das plötzliche Erwachen des Patienten gefaßt sein — kann man sich beim Extrahieren in Lokal-Anästhesie so viel Zeit lassen, um bei Anwendung der Kraft den stets und noch während der Operation selbst wechselnden mechanischen Verhältnissen Rechnung tragen zu können. Gerade bei den ersterwähnten überstürzten Extraktionen sind die meisten Frakturen gemacht worden, sie stehen anatomisch-technisch nicht viel höher, als roh empirisch und routinemäßig ausgeführte Laienextraktionen. Etwas ganz anderes sind die mit Ruhe und Überlegung vorgenommenen Extraktionen, wie sie das lange Anhalten der lokal erzeugten Empfindungslosigkeit gestattet. Der letztere Umstand bedingt noch einen weiteren Vorteil, der von der größten praktischen Bedeutung ist und darin besteht, daß die der Extraktion halber eingeleitete Anästhesierung auch noch für alle jene Maßnahmen ausreicht, welche zur Behandlung etwaiger, die Operationsdauer verlängernder Komplikationen erforderlich sind, Operateur und Patient daher nicht vor einem so peinlich drohenden Aut-Aut stehen, wie bei der Narkoseextraktion. Nicht zu unterschätzen ist es ferner, daß man es mit einem wachen Patienten zu tun hat, der den Mund selbst öffnet, den Kopf unwillkürlich selbst fixiert, die Zunge nicht auf den Kehlkopfeingang sinken läßt, nicht Blut, Speichel, Eiter oder extrahierte Zähne aspiriert. Die Hauptsache ist aber wohl, daß es noch immer keine gänzlich gefahrlose Narkose gibt, vielmehr oft genug gerade zu Beginn der Narkose nach Einatmung erst ganz geringer Mengen, wie man sie zur Herbeiführung einer „leichten" Narkose verabreicht, der Tod eingetreten ist, während die später zu besprechende Form der Lokalanästhesie, als Methode an sich betrachtet, mit Recht für völlig ungefährlich angesehen werden darf. Daß wir daneben die Narkose zur Zahnextraktion nicht vollständig entbehren können, sondern in Ausnahmefällen ab und zu noch heranziehen müssen, tut der Sache keinen Abbruch.

Unter Lokal-Anästhesie verstehen wir zum Unterschiede von der Allgemeinbetäubung oder Narkose, die Herstellung einer örtlichen Empfindungslähmung in einem bestimmten Körperbereiche.

Wir erzielen dieselbe entweder auf physikalischem Wege durch Abkühlung der Gewebe mittelst Chloräthyl- oder Ätherzerstäubung oder mit Hilfe von bestimmten chemischen Stoffen, welche die Funktion der Nervensubstanz aufheben, wenn sie mit derselben in direkte Berührung kommen.

Die Anwendung dieser Arzneimittel kann auf zweierlei Weise geschehen, entweder werden dieselben direkt in das zu anästhesierende Gewebe appliziert, so dass sie die peripheren Endorgane der sensiblen Nerven außer Funktion setzen — terminale Anästhesie — oder es werden die sensiblen Bahnen, welche einerseits zu den Endorganen, andererseits zu den Zentralorganen führen, an irgend einer Stelle außer Funktion gesetzt; dies ist die sogenannte Leitungsanästhesie. Die Leitungsunterbrechung kann entweder außerhalb des Wirbelkanals, näher oder entfernter von den sensiblen Endorganen, oder innerhalb des Wirbelkanals im Bereiche der hinteren sensiblen Wurzeln erfolgen. Da das letzterwähnte Verfahren nur für die untere Körperhälfte, etwa von Nabelhöhle abwärts, anwendbar ist, werden wir es nicht weiter in Betracht ziehen.

Es ergibt sich also für die Lokal-Anästhesie folgendes Schema:

Lokal-Anästhesie

durch physikalische Mittel — durch chemische Mittel

durch chemische Mittel: terminale Anästhesie — Leitungsanästhesie

Leitungsanästhesie: außerhalb des Wirbelkanales — innerhalb des Wirbelkanales.

Zweiter Abschnitt.

Örtliche Schmerzbetäubung durch physikalisehe Mittel.

Die örtliche Schmerzbetäubung durch physikalische Mittel wird heutzutage nur terminal angewendet. Zwar beobachten wir bei zirkulärer Abschnürung von Gliedmaßen behufs künstlicher Blutleere nach Esmarch auch häufig eine gewisse Herabsetzung der Sensibilität und könnte man hierbei in gewissem Sinne auch von einer physikalischen Leitungsanästhesie sprechen. Die Kompression von Nerven und Gefäßen, die energische Abschnürung von Extremitäten wurde tatsächlich früher vielfach als lokales Anästhetikum angewendet, doch wegen der ungenügenden Wirkung wieder vollständig verlassen.

Weit bessere Erfolge erzielt man durch örtliche Abkühlung der Gewebe. James Arndt war der erste, welcher diesen Gedanken zur Ausführung brachte; er verwendete kalte Mischungen aus Eis und Salz. Eine größere Verbreitung erlangte die Methode der örtlichen Abkühlung aber erst seit 1886, als Richardson seinen Ätherzerstäuber einführte, der in letzter Zeit jedoch wieder durch den Chloräthyl-Spray fast vollständig verdrängt wurde. Die Anästhesie durch Zerstäubung geht indessen nicht weit in die Tiefe, sie wirkt nur oberflächlich, eignet sich also nur für kleinere Operationen, für Abszeßeröffnungen, Zystenpunktionen und dergleichen. Wirksam unterstützt wird sie bei Extremitäten-Operationen durch gleichzeitige Abschnürung mittelst des Gummischlauches. Bemerkenswert ist, daß die temporäre Erfrierung der Haut nach R. Werner fördernd auf die Wundheilung wirkt, indem man hypertrophische und hyperplastische Vorgänge, Riesenzellenbildung usw. beobachtete.

In der Zahnheilkunde bedienen wir uns des Chloräthylsprays in verschiedener Weise, vor allen Dingen, wenn wir periostische Abszesse von außen zu öffnen haben. Es gelingt leicht, die äußere Haut im Bereiche des zu führenden Schnittes mittelst desselben unempfindlich und damit die Inzision ganz oder nahezu gänzlich schmerzlos zu machen.

Bedeutend schwieriger ist die Technik der Spray-Anwendung innerhalb der Mundhöhle. Es sind hierbei mehrfache Vorsichten zu gebrauchen. In erster Linie ist die Umgebung vor der Einwirkung des Mittels zu schützen, um den brennenden Schmerz, den die Applikation auf die Schleimhaut vor Eintritt der Abkühlung ausübt, möglichst zu vermeiden, ferner ist die betreffende Schleimhautpartie von Speichel trocken zu halten; beides erreichen wir durch nicht zu karg zu bemessende Watteeinlagen unter die Lippen, Wangen und Zunge. Weiters ist darauf zu sehen, daß das Medikament sich nicht im flüßigen Zustande auf der Schleimhaut ansammelt, sondern daß es tatsächlich rasch verdunstet, es darf also nicht zu rasch aufgespritzt werden und ist die Verdunstung durch Zufächeln von Luft, eventuell mit Hilfe eines (wegen der Entzündungsgefahr nicht heißen, sondern kalten) Gebläses zu befördern. Endlich ist unter allen Umständen anzuraten, die Augen mit einer Kompresse zu schützen, da man vor plötzlichen Kopfbewegungen des Patienten ja nie sicher sein kann. Alle diese Umständlichkeiten, zusammengehalten mit der geringen Tiefe und kurzen Dauer der Wirkung, lassen es begreiflich erscheinen, daß der Spray innerhalb der Mundhöhle nur eine beschränkte Anwendung finden kann, nämlich nur zu Abszeßspaltungen und zur Extraktion von Frontzähnen. Von festsitzenden Zähnen eignet sich der obere Eckzahn wegen seines dünnen Jugums noch am ehesten zur Anwendung dieser Methode, zumal wenn er labial pervers durchgebrochen ist, ferner kommt sie bei locker sitzenden Wurzeln und Zahnresten in Betracht, ja hier kann der Spray manchmal bessere Dienste leisten als die Infiltration der Gingiva, namentlich wenn lang gewordene lockere untere Schneidezähne als einzige Überreste der Zahnreihe des Unterkiefers behufs Herstellung einer Prothese entfernt werden müssen. Solche Zähne pflegen nämlich von einer stark aufgelockerten, gequollenen Gingiva umgeben zu sein, welche einerseits oft sehr stichempfindlich, anderseits wegen Ausfließens der Injektionsflüßigkeit schwer zu infiltrieren ist; da ist die Anwendung des Sprays manchmal das einfachste und schonendste Verfahren.

Das Chloräthyl wird in Glastuben in den Handel gebracht, welche mit einem durch einfachen Fingerdruck zu öffnenden und jederzeit rasch verschließbaren Hahn versehen sind. Schraubenverschlüsse sind unpraktisch. Man faßt die Tube, den Zeigefinger auf den Hahn legend, in die volle Faust; durch die Wärme der Hand wird der Innendruck in der Tube gesteigert, so daß das Medikament in kräftigem Strahle durch die feine Ausflußöffnung austritt. Man hält die Tube möglichst weit vom Operationsfelde weg, so daß dieselbe bei langem Strahle von feinsten Tröpfchen getroffen, nicht übergossen wird. Man unterbricht das Aufspritzen, wenn die Verdunstung mit demselben nicht Schritt hält, fördert die erstere durch Zufächeln, sieht darunter oft eine Eiskruste des gefrierenden Chloräthyls entstehen und wiederholt die Prozedur so lang, bis die Schleimhaut weiß ist und sich eiskalt anfühlt. Erst dann ist auf vollkommene Empfindungslosigkeit zu rechnen.

Dritter Abschnitt.

Örtliche Schmerzbetäubung durch chemische Mittel.

Eine ungleich grössere Bedeutung, als die Lokalanästhesie durch Kältewirkung, hat für die Zahnheilkunde die örtliche Empfindungslähmung durch chemische Mittel[2-6]. Man unterscheidet hierbei die terminale und die Leitungs-Anästhesie. In diesem kurzen Leitfaden befassen wir uns nur mit der ersteren, als der technisch leichter zu beherrschenden und weniger umständlichen Methode, welche sich wegen des relativ niedrigen Prozentsatzes von Versagern für die Praxis besonders eignet.

Hinsichtlich der Leitungsanästhesie sei auf die eingehende, durch die Beigabe instruktiver Abbildungen besonders anschauliche Darstellung der Methodik in G. Fischers Lehrbuch[3] verwiesen.

1. Materia medica.

Der Siegeslauf, welchen die lokale Anästhesie in jüngster Zeit antreten konnte, beruht, wie eingangs erwähnt, auf der Verwendung der Nebennierenpräparate oder, genauer gesagt, auf der Herbeiführung einer relativen Blutleere in dem zu anästhesierenden Gebiete.

Der erste, welcher, soweit mir aus der Literatur bekannt ist, Kokain bei gleichzeitiger Blutleere anwandte, dabei sehr kleine Kokaindosen verwendete und auf den Unterschied in der Dauer der Kokainanästhesie bei Blutleere und bei freier Blutzirkulation aufmerksam machte, war Dr. Fr. Hähnel (1888)[7]. Die größte von ihm angewendete Einzeldosis war 0,025 g Kokain, mittelst welcher er unter künstlicher Blutleere bei einer Operation, die eine Stunde dauerte, vollständige Anästhesie erzielte. Er erwähnt, daß die Empfindungslosigkeit binnen 5 bis 10 Minuten eintritt und bei Blutleere eine Stunde, bei freiem Blutstrom 15 bis 25 Minuten anhält. Auch bei der Infiltration nach Schleich[8] spielt die Hemmung der Zirkulation bei der Wirkung der so außerordentlich geringen Kokaindosen eine Rolle.

---

2. H. Braun: Die Lokalanästhesie, ihre wissenschaftlichen Grundlagen und praktische Anwendung. Leipzig 1907. 3. G. Fischer: Die lokale Anästhesie in der Zahnheilkunde. Berlin 1911. 4. F. Luniatschek: Anästhesiologie (Lokalanästhesie). Erg. d. g. Z. I. Jahrg. 4. Heft. 1911. Daselbst auch ein ausführliches Literaturverzeichnis 5. H. Schloffer: Allgemeine Chirurgie, Lehrbuch der Chirurgie von Wullstein und Wilms. I. Bd. G. Fischer, Jena. 2. Auflage. 1911. 6. O. Witzel, F. Wenzel, P. Hackenbruch: Die Schmerzverhütung in der Chirurgie. J. F. Lehmann. München 1906. 7. Korrespondenzblatt der ärztl. Kreis- und Bezirksvereine im Kgr. Sachsen, Bd. 44. Nr. 9 vom 1. Mai 1888. 8. Schleich: Schmerzlose Operationen. Berlin 1906.

Die Bedeutung der Nebennierenextrakte beruht nun darauf, daß man mittelst derselben die den schmerzstillenden Effekt der Lokalanästhetika steigernde Ischämie auf eine ungemein einfache Weise bewerkstelligen kann. Sie haben nämlich die merkwürdige Eigenschaft, in das Gewebe eingespritzt, lokal eine länger andauernde Kontraktion der Kapillaren und kleineren Gefäße und damit eine der Abschnürungsischämie praktisch ganz gleichwertige Blutleere zu bewirken. Aus dieser örtlichen Blutleere ergeben sich aber nach Braun[9] noch weitere belangreiche Vorteile: es wird die Resorption der giftigen Arzneistoffe auf ein sehr geringes Maß herabgedrückt und sie können, weil sie von dem verlangsamten Blutstrom nicht so schnell fortgeschwemmt werden, ihre die sensiblen Nervenendigungen lähmende Wirkung an Ort und Stelle voll und ganz entfalten, man kann also schon mit viel geringeren Mengen des Anästhetikums den angestrebten Erfolg erzielen, womit die Vergiftungsgefahr des weiteren wesentlich herabgesetzt wird.

Das erste Nebennieren-Präparat, welches in reiner kristallinischer Form gewonnen wurde, war das Adrenalin, welches im Jahre 1901 von Takamine und Aldrich unabhängig voneinander dargestellt und von der Firma Parke, Davis & Cie. in den Handel gebracht wurde, nachdem die Isolierung des wirksamen Prinzipes der Nebennieren schon vorher v. Fürth (Suprarenin) und Abel (Epinephrin) gelungen war. Das Adrenalin fand rasch Eingang in die Zahnheilkunde[10–12], da dessen Zusatz zur Injektionsflüssigkeit es ermöglichte, die Kokaindosis von 2 bis 3 auf ein, selbst auf ein halbes Prozent herabzusetzen und dabei eine Anästhesie von mindestens gleicher Intensität, aber viel längerer Dauer als früher zu erzielen. Als Nachteil machte sich jedoch die beträchtliche Blutdrucksteigerung geltend, welche mit der Verwendung des Adrenalins einhergeht und welche uns nötigte, nicht bloß bei alten Leuten mit Atheromatose und bei Herzkranken vorsichtig zu sein, sondern uns auch bei anscheinend gesunden Individuen im mittleren Lebensalter, also mit nicht mehr ganz elastischen Gefäßwänden, recht aufregende Zustände erleben ließ, die sich in allgemeiner Unruhe, Gesichtsblässe, Zittern in den Extremitäten, Präkordialangst, Schwindel, Ohnmachtsanwandlungen usw. äußerten, ja selbst kräftige, gesunde Patienten klagten in den meisten Fällen zum Mindesten über gleich nach der Injektion auftretendes Herzklopfen. Für diese toxischen Nebenerscheinungen war wesentlich das Adrenalin verantwortlich zu machen und i. J. 1904 empfahl daher Römer[13], statt des Adrenalins das von Dr. Ritsert in Frankfurt a. M. dargestellte Paranephrin zu verwenden und Schäffer-Stuckert[14] teilte die Ergebnisse experimenteller Untersuchungen mit, wonach Paranephrin zwei- bis dreimal weniger giftig sei als Adrenalin. Die Ansicht Römers, daß sich Paranephrin bei klinischer Beobachtung im Vergleich mit Adrenalin als auffallend weniger toxisch wirkend erweise, kann ich auf Grund ausgedehnter

---

9. H. Braun: Über den Einfluß der Vitalität der Gewebe auf die örtlichen und allgemeinen Giftwirkungen lokalanästhesierender Mittel und über die Bedeutung des Adrenalins für die Lokalanästhesie. Archiv für klin. Chirurgie Bd. 69. 1903. 10. Derselbe: Über Adrenalin. D. Z. W. 1903. 11. Kohlbrunner: Schw. V. f. Z. 1902. 12. H. Trebitsch: Über Adrenalin. O. Z. f. Stom. 1903. 13. O. Römer: Meine Erfahrungen mit dem Paranephrin-Kokaingemisch zur Erzielung von Lokalanästhesie bei zahnärztlichen Operationen. D. z. W. 1904. Nr. 30. 14. Schäffer-Stuckert: Paranephrin-Ritsert, ein neues Nebennierenpräparat in Verbindung mit Lokalanästhetizis in der Zahnheilkunde. D. M. f. Z. 1904. S. 542.

Anwendung durchaus bestätigen. Immerhin stellte in der Römerschen Lösung das Kokain noch ein stark giftiges Prinzip dar, dessen Ersatz durch eine minder giftige Substanz wünschenswert erschien. Dieser Wunsch ging schon i. J. 1905 in Erfüllung durch Herstellung des Novokains, welche Einhorn und Uhlfelder auf synthetischem Wege gelang. Dasselbe ist nach Tierversuchen etwa siebenmal weniger giftig als Kokain (Biberfeld[15]), außerdem reizt es die Gewebe fast gar nicht. Seine Einführung in die Therapie bedeutet für die örtliche Schmerzverhütung einen gewaltigen Schritt nach vorwärts, den wir namentlich H. Braun verdanken. Dieser Autor hat eine weitere Einengung des Geltungsgebietes der allgemeinen Narkose in der Chirurgie angebahnt, indem mittelst des Novokains, das er in Verbindung mit dem von den Höchster Farbwerken fabrizierten synthetischen Suprarenin anwendet, eine Reihe von größeren Operationen in lokaler Anästhesie ausführte[16], darunter Kilian'sche Radikaloperationen, die Versorgung komplizierter Schädelfrakturen, Oberkieferresektionen u. dgl. Für die Zahnheilkunde hat das Novokain insbesondere in G. Fischer (Marburg) einen warmen Vertreter gefunden, ferner wurde es von B. Sachse[17], Kirchner[18], Seidel[19], Reinmöller[20], Sander[21], Port und anderen empfohlen. Ich selbst verwende das Novokain in Verbindung mit Paranephrin (Merck) seit 1905 ununterbrochen durchwegs zu allen Extraktionen und habe dasselbe auch an meiner Klinik seit dem Bestande derselben[22] als ausschließliches Anästhetikum sowohl für die Zahnextraktion, als auch für zahnchirurgische Operationen eingeführt. Wir verwenden überwiegend eine 2%ige Lösung (Novokain 2%, Paranephrin 1:10000), steril eingeschmolzen in Glasphiolen, welche von der Marktplatzapotheke, Linz a. D., bezogen werden. Diese Lösung wurde sowohl bei Kindern, als bei Erwachsenen gebraucht und eine Individualisierung durch Variation des Quantums injizierter Flüssigkeit erreicht. Zur Vornahme operativer Extraktionen oder kleinerer chirurgischer Eingriffe an den Kiefern (Epulis-, Zysten-, Antrumoperationen u. dgl.) sind wiederholt drei bis fünf Gramm der obigen Lösung ohne Nachteil eingespritzt worden.

Das Bild des Verlaufes der Lokalanästhesie hat sich seit Einführung des Novokains völlig verändert. Im strikten Gegensatze zu den Erfahrungen, welche ich mit dem Kokain-Adrenalingemische machte[23], haben wir in sechsjähriger Beobachtung bei vielen Tausenden von Injektionen mit Novokain-Paranephrin niemals nennenswerte Vergiftungserscheinungen gesehen, dies trotz höherer Dosierung des Novokains. Ich muß danach mit H. Braun und G. Fischer das Novokain nicht etwa bloß als vollwertigen Ersatz des Kokains für die lokale

15. Biberfeld: Pharmakologisches über Novokain. Med. Klinik. 1905. Nr. 48. 16. Vgl. F. Peukert: Weitere Beiträge zur Anwendung der Lokalanästesie und Suprareninanämie. Beiträge zur klin. Chirurgie 1910. 17. D. z. W. 1906. 18. D. z. W. 1907. 19. D. z. W. 1908. 20. M. M. W. 1908. 21. D. z. W. 1909 und 1910. 22. B. Mayrhofer: Bericht über das erste Studienjahr 1905/06 am k. k. zahnärztlichen Institute der Universität Innsbruck. Ö. U. V. f. Z. 1906. III. H. 23. Zweimal habe ich, gleich bei Beginn der Injektion, ehe ich die Durchschnittsdosis verabreicht hatte, einen je 1½ Stunden dauernden schweren Kollaps erlebt, daß ich nicht wußte, ob ich den Patienten lebend vom Stuhle herunter bekommen würde. — Bei dieser Gelegenheit sei die mehrmals gemachte Beobachtung registriert, daß Patienten unmittelbar nach Injektion von Kokain-Adrenalin heftige Kreuzschmerzen empfanden, welche jedoch rasch vorübergingen; insbesondere klagte über solche Schmerzen ein Patient, welcher berichtete, daß er früher lange Zeit an heftigem Rheumatismus im Kreuz gelitten habe.

Anästhesie, insbesondere in der Zahnheilkunde erklären, sondern mit diesen Autoren empfehlen, das Kokain wegen seiner Gefährlichkeit für den genannten Zweck vollkommen beiseite zu lassen, wie ich dies schon seit 6 Jahren tue, ohne es zu vermissen, und das so viel weniger giftige Novokain an seine Stelle zu setzen. Hierbei muß allerdings betont werden, daß die empfindungslähmende Wirkung des Novokains der des Kokains nicht vollkommen adäquat ist; davon habe ich mich beim Übergang von Kokain zu Novokain hinreichend überzeugen können. Meine Erfahrung geht vielmehr dahin, daß man mit ½- bis 1prozentigem Kokainzusatz durchschnittlich die gleiche Wirkung erzielt, wie mit 1—2prozentigem Novokaingehalt der Lösung. Dies verschlägt jedoch nichts, weil man das Novokain ohne Sorge doppelt so stark dosieren kann. Ich habe bei 1 % Kokain fast regelmässig, bei 2 % Novokain fast niemals[24] Intoxikationserscheinungen beobachtet. Die geringe Toxizität des Novokains wird von verschiedenen Autoren, welche sich damit befaßt haben, hervorgehoben[2. 3. 4. 14–21. 25.] Besonders erwähnt sei hierzu noch eine Mitteilung von Krecke[26], welcher aus Versehen 10 ccm einer 2prozentigen Novokainlösung, also zwei Gramm Novokain einspritzte, ohne daß der Patient die mindeste Störung erlitt. Sonst gilt 0,25 g Novokain subkutan als sicher ungefährlich, 0,5! (nach G. Fischer 0,75 g) subkutan als Maximaldosis. Ich verwende, wie oben erwähnt, meist eine 2prozentige Novokainlösung; 5 Gramm der Lösung (5 Phiolen) entsprechen also erst 0,1 g Novokain, ein Quantum, welches von der Maximaldosis noch weit entfernt liegt.

G. Fischer[3] empfiehlt, ½- bis 1½%ige Lösungen behufs genauerer Abstufung in der Individualisierung vorrätig zu halten; die schwächeren Lösungen sind für Kinder und Greise, durch vorhergehende Krankheiten herabgekommene oder sonstwie imbezille Personen bestimmt, doch betont Fischer, daß auch von diesen die 1½%igen Lösungen anstandslos vertragen werden. Aus Gründen der Antisepsis gibt Fischer einen Thymolzusatz, der, wenn größere Quantitäten der Lösungen, von denen spritzenweise entnommen werden soll, bereit gehalten werden, sicher empfehlenswert, bei steriler Abfüllung in Phiolen ev. entbehrlich erscheint. Zur Erreichung der Isotonie muß der Injektionsflüssigkeit noch Kochsalz zugesetzt werden, und zwar nach neueren Untersuchungen von Bünte und Moral[27] nicht 0,6 %, sondern 0,92 %. Die nach G. Fischers Angabe zubereitete 0,5- bis 1,5%ige Normallösung ist bei Dr. F. Schönbeck & Cie. in Leipzig erhältlich.

In neuerer Zeit haben O. Gros[28] — auf Grund theoretischer Erwägung — und Läwen — auf Grund praktischer Erprobung — einen Zusatz von Natrium bicarbonicum zur Injektionsflüssigkeit empfohlen; danach sollte die Schmerzbetäubung schneller eintreten und besonders bei Leitungsanästhesie auch länger anhalten.

---

24. Ausnahmsweise konstatiert man geringes Herzklopfen, leichtes Zittern, ein eigentümliches Wärmegefühl im Körper, alles rasch vorübergehend. Einmal wurde eine Patientin auf die Injektion hin von einem unbändigen Lachkrampf befallen, der wohl nicht auf das Konto des Novokains zu setzen war. 25. G. Fischer: Zur Toxizität des Novokains. D. z. W. 1911. S. 309. 26. M. M. W. 1910. Nr. 46. S. 2447. 27. Bünte und Moral: Untersuchungen über den osmotischen Druck einiger Lokalanästhetika. D. M. f. Z. 1910. S. 81. 28. M. M. W. 1910. Nr. 39. S. 2042.

R. Parreidt[29] spricht sich über diese Anregung nach praktischen Versuchen günstig aus und gibt folgende Vorschrift: Natr. bicarb. pur. pro analysi 0,15 und Novokain 0,2 wird in 10 ccm Aq. dest. geschüttet und gekocht. Unmittelbar vor dem Gebrauch erfolgt ein Zusatz von 1—2 Tropfen synthetisch L-Suprarenin.

G. Fischer[30] bestätigt das schnellere Eintreten der Anästhesie, konstatierte aber Reizerscheinungen: Pulsbeschleunigung, Herzklopfen, Zittern, Schwindelanfälle, in einem Falle starke Nachschmerzen, Kopfweh und allgemeines Unbehagen, so daß sich der Patient, der früher einmal eine gewöhnliche Novokaininjektion gut vertragen hatte, zu Bett begeben mußte; auch Williger war mit der neuen Modifikation nicht zufrieden, weshalb wir wohl noch abwarten müssen, ob sich die von Gros-Läwen angegebene Neuerung dauernd als eine Verbesserung erweisen wird.

In neuerer Zeit ist auf Grund der Arbeiten von H. Braun[2], G. Fischer[3], F. Luniatschek[4], Euler[31] u. a. das von den Höchster Farbwerken in den Handel gebrachte synthetische Suprarenin, nachdem dessen Herstellung durch die grundlegenden Arbeiten von v. Fürth[32], F. Stolz[33] u. a. die Wege geebnet worden waren, als anämisierender Zusatz zu den anästhesierenden Injektionsflüssigkeiten in den Vordergrund des Interesses gerückt und zu ausgedehnter Anwendung gelangt, in der es sich anscheinend gut bewährt.

2. Die Injektionsspritze.

Um die terminale Lokalanästhesie behufs Zahnextraktion mit Aussicht auf guten Erfolg ausführen zu können, benötigen wir vor allen Dingen eine besondere Injektionsspritze. Mit den gewöhnlichen Pravazspritzen kommen wir hier nicht aus, denn zum Unterschiede von der Injektion in das lockere subkutane Gewebe, für welche ein mäßiger Druck genügt, müssen wir durch eine besonders dünne Nadel hindurch, also vermittelst einer Flüssigkeitssäule von winzigem Querschnitte, in die engen Gewebsspalten des derben Gingivagewebes injizieren, somit unter Anwendung eines verhältnismäßig hohen Druckes, was nur mittelst einer besonders exakt gedichteten Spritze möglich ist. Nun ist zwar die übliche Lederdichtung als solche sehr verläßlich, kommt aber für uns nicht in Betracht, da Spritzen, die mit einer solchen versehen sind, nicht ausgekocht werden können. Auf die Auskochbarkeit aber als einfachste und sicherste Methode zur Sterilisierung der so viele unzugängliche Fugen und Ritzen aufweisenden Injektionsspritzen können wir nicht verzichten. Von Spritzen aus auskochbarem Materiale müssen wir einmal die ganz aus Metall bestehenden schon deshalb ablehnen, weil man durch den undurchsichtigen Metallzylinder nicht kontrollieren kann, ob die Flüssigkeit nicht vielleicht hinter den Spritzenstempel entwichen ist, statt ins Gewebe eingedrungen zu sein.

---

29. Dr. R. Parreidt: Über eine Methode, die anästhesierende Wirkung der Lokalanästhetika zu steigern nach Gros und deren praktische Anwendung nach Läwen. D. M. f. Z. 1911. H 1. **30.** G. Fischer: Praktische Erfahrungen aus dem Gebiete der Lokalanästhesie. D. M. f. Z. 1911. H. 1. **31.** Dr. Euler: Über den heutigen Stand des synthetischen Suprarenins und die Erfahrungen mit den neuesten Präparaten. D. z. W. 1910. S. 684. **32.** Vgl. Luniatschek: Lit. Verzeichnis in Erg. d. g. Z. 1. Jahrgang. IV. H. S. 1225. **33.** F. Stolz: Synthese der wirksamen Substanz der Nebenniere. Synthetisches Suprarenin. Pharm. Ztg. 1906. Nr. 80.

Spritzen, bei welchen der Zylinder aus Glas gefertigt, also durchsichtig ist, alles übrige aber aus Metall besteht, wie es z. B. bei den sog. Rekordspritzen der Fall ist, lassen zwar diese Kontrolle zu, genügen aber unseren Ansprüchen dennoch nicht, denn die Erfahrung hat gezeigt, daß die Dichtung zwischen dem metallenen Stempel und dem Glaszylinder, wenn sie selbst von Anfang an vorhanden gewesen sein sollte, schon nach mehrmaligem Auskochen, weil sich das Metall hierbei ausdehnt und beim Abkühlen wieder zusammenzieht, insuffizient wird; sie genügt für die Subkutananwendung vollkommen, so daß hierbei, sowie bei Serumeinspritzungen die Rekordspritzen tadellos funktionieren, dem hohen Druck jedoch, den wir in unseren Fällen anwenden müssen, ist diese Art Stempeldichtung nicht gewachsen, sondern das Anästhetikum fließt gar nicht oder nur zum geringen Teile in das Gewebe, das übrige erscheint hinter dem Spritzenstempel. Das gleiche gilt für die gewöhnlichen Asbest- oder Duritstempel. Spritzen ganz aus Glas, deren Dichtung durch das Auskochen kaum beeinträchtigt wird, scheiden wieder aus wegen ihrer hohen Gebrechlichkeit. Ebenso wichtig wie die Stempeldichtung ist diejenige zwischen Spritze und Kanüle. Auch hier gibt es verschiedene Anstände. Der häufigste besteht darin, daß sich die Kanüle von der Spritze bei stärkerem Drucke löst und der Operateur den ganzen Spritzeninhalt ins Gesicht bekommt. Ein guter Instrumentenmacher versteht es zwar, eine ganze Anzahl von Kanülenköpfen für eine und dieselbe Spritze gut passend und festsitzend zuzuschleifen, aber abgesehen davon, daß hierzu eine wirklich sehr akurate Arbeit gehört, kommt man mit einer einzigen Spritze in der Praxis doch nicht aus, zwei minutiös gleiche Spritzen bekommt man schwer, und so wird man unter seinen Nadeln immer die eine oder andere finden, die zu dem obenerwähnten ärgerlichen Zwischenfall Anlaß gibt. Kurz, das Problem einer jederzeit und in jeder Hinsicht tadellos ihren Zweck erfüllenden Injektionsspritze ist nicht so leicht zu lösen und es ist notwendig, alle die kleinen Bosheiten dieses Instrumentchens zu kennen, wenn man sich unnütze Geldauslagen, häufigen Ärger und therapeutische Mißerfolge ersparen will. Deshalb glaubte ich auch, bei dem Gegenstande etwas ausführlicher verweilen zu sollen, um die praktische Wichtigkeit einer stets verläßlich dienstbereiten Injektionsspritze ins rechte Licht zu rücken.

Eine solche ist die in der nebenstehenden Fig. 1 abgebildete. Sie besteht nur aus Metall, Glas und Asbest, ist also auskochbar, und zwar beliebig oft, ohne dadurch die geringste Beeinträchtigung der Druckdichtigkeit zu erleiden. Das letztere wird dadurch erreicht, daß der Asbestkolben regulierbar ist.

Derselbe befindet sich zwischen zwei Metallscheiben (a a'), welche mittelst einer Schraube (b) einander genähert und wieder voneinander entfernt werden können.

Wenn man die Schraube rechts herumdreht, drücken die beiden Metallplatten den Asbestkolben zusammen und verändern seine Form in der Weise, daß er sich in der Längsachse der Spritze verkürzt, quer dagegen verbreitert. so daß er fest an die Innenfläche des Glaszylinders angepreßt wird, wodurch man eine absolute Dichtung erzielt, welche nicht den kleinsten Tropfen Flüssigkeit nach rückwärts entweichen läßt. Die Dichtung zwischen Spritze und Kanüle erfolgt durch Verwendung der bekannten Freienstein - Nadeln. Der vordere Ansatz der Spritze ist mit einem Schraubengewinde versehen, auf welches der

Schraubenkopf (c) genau paßt. Zum Gebrauch steckt man die Freienstein-Nadel (d), welche am hinteren Ende einen Knopf aus Weichmetall trägt, durch die Bohrung des Schraubenkopfes und schraubt den letzteren fest auf die Spritze, wobei das kompressible Weichmetall die Dichtung besorgt; wir haben also an dieser Stelle ebenfalls ein auskochbares Dichtungsmaterial. Von den Nadeln hat man feinere und stärkere, kürzere und längere vorrätig; die Spitze muß bei sämtlichen Nadeln kurz ausgezogen sein, damit sie nicht so leicht abbricht und damit sie leicht vollständig in die oft dünne Gingiva versenkt werden kann, ohne der Injektionsflüssigkeit dadurch, daß die Schlitzöffnung teilweise unbedeckt bleibt, einen die Injektion illusorisch machenden freien Abfluß nach außen zu gestatten. Die Freienstein-Nadeln haben u. a. den Vorteil, daß man, wenn man will, in Anbetracht des geringen Kostenpunktes für jeden Patienten eine eigene Nadel verwenden oder doch eine stumpf oder sonstwie schadhaft gewordene Nadel wegwerfen kann, da eine neue Nadel auch nicht mehr kostet, als die Reparatur (Anschärfen, Frischlöten) der früher gebrauchten in toto an die Spritze anzusteckenden Kanülen.

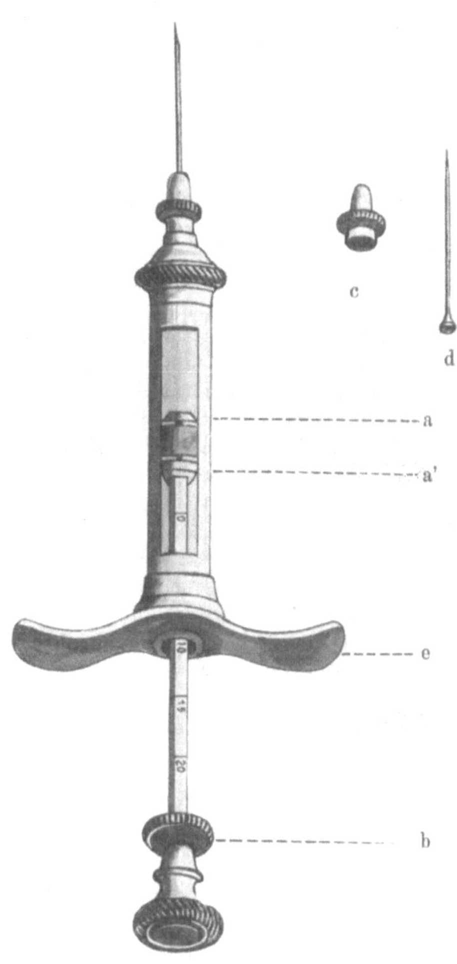

Fig. 1. Druckdichte Injektionsspritze mit regulierbarem Asbestkolben und Freiensteinnadeln.

Um bequem unter stärkerem Druck injizieren zu können, ist an der Spritze ein breiter Bügel (e) angebracht, der mir universeller brauchbar erscheint, als die vielfach üblichen Ringe, in die man in schwierigen Situationen seine Finger nur umständlich einfädeln kann[34].

Wenn wir unser ärztlich-technisches Rüstzeug in tatsächlich stets funktionstüchtigem Zustande jederzeit bereit haben wollen, müssen wir es fortgesetzt und richtig behandeln; man kann von keinem Instrumente, auch von unserer Injektionsspritze nicht, verlangen, daß sie jahraus jahrein ihre Schuldigkeit tue, wenn wir diese Vorschrift vernachlässigen. Die Sorge für die Instandhaltung ist hier allerdings eine

34. Die hier beschriebene Injektionsspritze, das an meiner Klinik eingeführte Modell, beziehe ich von Rudolf Kutill, Instrumentenmacher, Wien IX/2, Spitalgasse 7.

geringe, sie beschränkt sich darauf, daß die Regulierschraube nach jedesmaligem Gebrauche nach links zurückgedreht und in der Zwischenzeit so belassen werden muß, damit der Asbestkolben seine Plastizität nicht verliere. Es versteht sich von selbst, daß er, um formbar zu sein, vor der jedesmaligen Verwendung angefeuchtet werden muß, was durch das Auskochen — nicht in Sodalösung, sondern in destilliertem Wasser, weil Novokain durch Alkalien ausgefällt, Suprarenin usw. durch dieselben zerstört wird, überdies Soda die Gewebe schädigen kann[2] — von selbst geschieht; auch das Auskochen erfolgt natürlich bei zurückgedrehter Schraube. Von Zeit zu Zeit, bei starkem Gebrauche etwa ein bis zweimal im Jahre, muß der Asbest erneuert werden.

3. Die Injektionstechnik.

Der Erfolg der Anwendung lokaler Anästhesie hängt in erster Linie von voller Beherrschung der Technik im allgemeinen und exaktester Ausführung in jedem einzelnen Falle ab. Wer von den Voraussetzungen, unter welchen eine örtliche Empfindungslähmung zustande kommen kann, nur so eine ungefähre Vorstellung hat, die Details der Anwendung nur beiläufig kennt und nicht bei jedem einzelnen Patienten mit unerschütterlicher Geduld stets aufs neue mit größtmöglicher Sorgfalt vorgeht, wird zahlreiche Enttäuschungen erleben und nicht bloß seinem eigenen Rufe als geschickter Arzt, sondern auch der Sache als solcher schaden. Auf dieses Moment, dessen auch G. Fischer in ähnlichem Sinne Erwähnung tut, muß deshalb besonders hingewiesen werden, weil gegenüber der Wirksamkeit der örtlichen Schmerzbetäubung, speziell bei der Zahnextraktion, in Laienkreisen heutzutage noch ein ziemlich lebhaftes Mißtrauen besteht, welches nur durch Verallgemeinerung der Erfolge überwunden werden wird, weshalb durch seinerseitiges Bemühen jeder einzelne dazu beitragen kann, uns allen die Sache zu erleichtern.

Zur Besprechung der Injektionstechnik übergehend mögen einige Worte über die nötigen Vorbereitungen und ersten Griffe vorausgeschickt werden.

Zunächst empfiehlt es sich, anamnestisch und durch eine wenigstens oberflächliche, unter Umständen aber auch eingehende Untersuchung sich über die Konstitution des Patienten, speziell über den Zustand des Herzens zu orientieren. Beengende Kleidungsstücke müssen gelockert, starre Mieder abgelegt werden. Darauf folgt eine genaue Feststellung der Schleimhautverhältnisse in der Gegend des zu extrahierenden Zahnes, um die günstigsten Injektionsstellen ausfindig zu machen, wobei man sich gleichzeitig, falls mehrere Zähne zu entfernen sind, über die einzuhaltende Reihenfolge Klarheit verschafft und sofort die in Betracht kommenden Zangen, Hebel usw. in den Kochapparat einlegt. Nun kann man, um empfindlichen Patienten auch den Schmerz des Einstichs zu verringern oder zu ersparen, eine mit 20%-iger Kokainlösung und ein paar Tropfen Suprarenin 1 : 1000 getränkte Wattewieke unter die Lippe schieben und indessen die Phiole mit der Lösung eröffnen und die Spritze füllen. Es ist vielfach üblich, den Phiolenhals mittelst einer Feile zu ritzen, dann splitterlos abzubrechen und, indem man die Kanülennadel in die Flüssigkeit versenkt, die letztere in die Spritze hinein aufzuziehen. G. Fischer[4] macht aufmerksam, daß dieser Vorgang vom Standpunkte der Asepsis nicht vollkommen einwandfrei ist. Er empfiehlt die Phiole, ehe man sie eröffnet, auch äußerlich zu desinfizieren, z. B. mittelst Karbollösung, einen kleinen Vorrat in absolutem Alkohol (es genügt auch 96 %) aufzubewahren, die Phiolen daraus mit steriler Pinzette zu entnehmen und deren Hals unter einem sterilen Gazeläppchen abzubrechen. Man kann Fischer hierin nur beistimmen, um so mehr, als die Durchführung dieser Vorschriften, wenigstens im Ordinationszimmer, wirklich keine Schwierigkeiten macht. Ist ja die Injektion, wenn sie auch als chirurgische Operation einen geringfügigen Eingriff bedeutet, doch auch mit einer Verletzung des Jntegumentes verbunden, weshalb es nur gerechtfertigt erscheint, sie möglichst unter dem Zeichen der Asepsis vorzunehmen. Deshalb empfiehlt sich auch eine Desinfektion der Mundhöhle im ganzen und der Injektionsstelle überdies vorzunehmen. Wenn auch der Sterilisierung von Schleimhäuten noch größere Schwierigkeiten entgegenstehen, als der Desinfektion der Haut und eine vollkommene Asepsis im Munde nicht leicht möglich ist, so haben neuere Untersuchungen (Clairmont[35], Marschik[36] u. a.) doch ergeben, daß wenigstens eine vorübergehende Keimarmut der Mundhöhle unschwer zu erreichen ist und diesbezüglich schon die Verdünnung der Mundflüssigkeiten allein eine Rolle spielt. Das Nähere über die praktische Durchführung der Mundhöhlendesinfektion soll bei einer späteren Gelegenheit besprochen werden, hier sei nur angeraten, nach Durchführung derselben auch noch die Einstichstelle, worauf auch Fischer Gewicht legt, mit Jodtinktur zu bepinseln und zwar am praktischesten in der Weise, daß man etwas Watte um ein Glasstäbchen wickelt, mit Jodtinktur tränkt und nun das Zahnfleisch damit mehrmals, aber nicht allzu intensiv, bestreicht; auf diese Weise vermeidet man am ehesten die Beschmutzung seiner Finger und, was wichtiger ist, die namentlich von weiblichen Patienten sehr ärgerlich empfundenen Jodflecken auf der Lippe.

Nach diesen Vorbereitungen schreiten wir zur Injektion der Lösung in die Schleimhaut. Wir bezwecken mit derselben keineswegs bloß eine Betäubung des Zahnfleisches, etwa um die Zange schmerzlos ansetzen zu können, sondern die Schleimhaut dient uns nur als Applikationsort, um von dort aus den Knochen in seiner ganzen Dicke, ferner das die Alveole auskleidende Wurzelperiost und, wenn es sich um einen Zahn mit lebender Pulpa handelt, auch den an seiner Wurzelspitze eintretenden Nervus dentalis unempfindlich zu machen. Dies gelingt einerseits durch mechanische Einpressung, andererseits durch nachträgliche Diffusion. Für beide ist der Weg durch die zahlreichen feinen Kanäle und Hohlräume gegeben, welche als Gefäßlücken die Kompakta durchbohren und als Markräume die Spongiosa durchsetzen; sie sind sämtlich von blut- und lymphgefäßreichem Stützgewebe ausgefüllt, welches sowohl der mechanischen Infiltration, als auch den Diffusionsvorgängen zugänglich ist. Soll die erstere zustandekommen, so muß die Injektionsflüssigkeit mit einem gewissen Drucke eingepreßt werden, um auch in die tieferen Regionen gelangen zu können, während wieder die Diffusion einige Zeit beansprucht.

Den zur mechanischen Einpressung notwendigen, bis in

---

35. P. Clairmont: Über das Verhalten des Speichels gegenüber Bakterien. W. kl. W. 1906. Nr. 47. **36.** H. Marschik: Zur Desinfektion von Mund, Rachen und Speiseröhre. W. m. W. 1911. Nr. 9.

die Tiefe wirksamen Druck können wir nur erzeugen, wenn ein entsprechender Gegendruck seitens des bereits infiltrierten Zahnfleischgewebes den Überschuß an Injektionsflüssigkeit, welchen die beliebig zu steigernde visa tergo gewaltsam einpreßt, zwingt, nachdem die Gewebslücken des äußeren Kieferperiostes auch schon überschwemmt wurden, durch die genannten Gefäßlücken zunächst in die Markräume der Spongiosa zu entweichen und von dort durch die Lücken, welche die Wand der Alveole durchbohren, auch in das Wurzelperiost und das die Wurzelspitze umgebende Gewebspolster einzudringen. Diesen kräftigen, der Injektionsflüssigkeit den Weg vorschreibenden, sie in die Tiefe leitenden Gegendruck kann nur die starr am Knochen angeheftete, derbe Gingiva aufbringen; in diese muß man daher die Spitze der Nadel, soweit der Schlitz reicht, vollständig versenken. Erfolgt jedoch die Injektion nur in die lockeren Maschen des submukösen Gewebes der Übergangsfalte, so bekommt man nur eine Anästhesie der Schleimhaut, höchstens noch des äußeren Periostes, nicht aber auch eine Empfindungslosigkeit des Knochens, der Alveole, des Wurzelperiostes und des Nervus dentalis. Daraus ergibt sich die für die terminale Anästhesie behufs Zahnextraktion allgemein gültige Regel: möglichst kräftig in die dem Zahne benachbarte derbe Gingiva zu injizieren.

Die Injektion selbst besteht aus zwei streng voneinander getrennten Akten, deren jeder für sich seine besondere Sorgfalt hinsichtlich richtiger Ausführung beansprucht. Im ersten Akte haben wir die Spritze in Position zu bringen, im zweiten die Flüssigkeit einzupressen. Beides gut zu machen, darin besteht die Kunst des „schmerzlosen Zahnziehens", die nur durch Übung am Patienten zu erlernen ist.

Einer der Fehler, welche von Anfängern (nach meiner Erfahrung beim Unterrichte) gemacht werden, besteht darin, daß die genannten beiden Akte nicht scharf genug auseinander gehalten werden und daher nicht jedem für sich die speziell für ihn notwendige Aufmerksamkeit gewidmet wird; es wird oft nicht beachtet, daß man nur dann gut infiltrieren kann, wenn die Nadel gut sitzt, und daher voreilig aufs Geratewohl darauf losgestochen und losgespritzt. Man muß vielmehr eine solche Stelle der derben Gingiva zum Einstich auswählen, welche dick genug ist, um die Nadelspitze vollständig in sich aufzunehmen.

Eine solche ist am Oberkiefer im ganzen leichter zu finden, als im Unterkiefer, weil die Zone des straffen Zahnfleisches am ersteren breiter ist, als am letzteren; am leichtesten ist die Sache im Bereiche des harten Gaumens auszuführen, weil wir dort fast allenthalben die gewünschte Beschaffenheit des Gewebes antreffen. Ein Einstich wird also bei oberen Zähnen immer der Gaumenseite zu gelten haben, und zwar stechen wir die Nadel neben dem Zahne in den wulstigen Rand des Zahnfleisches ein und schieben sie parallel mit der Oberfläche des Alveolarfortsatzes an der palatinalen Seite des Zahnfaches bis in die Gegend der Wurzelspitze vor, bei den Molaren mit geringer distaler Neigung, weil die palatinale Wurzel etwas nach rückwärts verschoben ist. An der Vorderseite des Zahnfortsatzes begegnen wir im Oberkiefer häufig ebenso günstigen Verhältnissen für den Einstich, nicht aber für das Vorschieben gegen die Wurzelspitzen, denen gegenüber meist schon eine verschiebliche Schleimhaut liegt; dies hat aber wegen der Dünne des Knochens hinsichtlich des Erfolges nicht viel zu bedeuten, nur werden wir, um ein Vordringen der Nadelspitze in das lockere Gewebe zu verhüten, nicht parallel der Längsachse des Zahnes, sondern horizontal einstechen, wozu wir weiter rückwärts ja auch schon durch die örtlichen Verhältnisse gezwungen werden. Oft ist entsprechend dem Zahne das Zahnfleisch zu dünn, um die Nadelspitze ganz versenken zu können; dann werden wir zwischen zwei Zähnen in die Gegend der stets dickeren Basis der interdentalen Papille einstechen und die Nadel horizontal bis über den Zahn vorschieben. Bei diesem Anlasse sei darauf aufmerksam gemacht, daß man sich bei allen Operationen im Munde, auch schon bei der Untersuchung, dadurch ausreichenden Einblick verschaffe, daß man die Lippe, den Finger unter dieselbe einhakend, kräftig emporzieht, nicht, wie man es oft sieht, mit auf die Außenseite der Lippe aufgedrücktem Finger, die Lippe nur zurückschiebt, wodurch man nur einen mangelhaften Überblick gewinnt und sich überdies selbst im Wege ist.

Im Unterkiefer ist die Adaptierung der Nadel vergleichsweise mit dem Oberkiefer im allgemeinen deshalb schwieriger, weil hier der derbe Anteil der Gingiva oft nur in Gestalt eines schmalen Saumes ausgebildet ist, lingual häufig stellenweise ganz fehlt; wir müssen daher die Nadel an der Außenseite immer horizontal einführen, werden häufig die Gegend der Papille zum Einstich benützen und uns insbesondere des Vorteils bedienen, in fazial-lingualer Richtung zwischen je zwei Zähnen senkrecht in die Basis der Papille einzustechen und die Nadelspitze so in die Papille selbst zu versenken; bei Anwendung des letzterwähnten Kunstgriffes müssen wir uns davor in acht nehmen, mit der Nadelspitze zungenwärts an der Oberfläche oder auch in der Zahnfleischtasche herauszukommen, was natürlich ein Abfließen der Injektionsflüssigkeit in den Mund zur Folge hätte, wodurch die Injektion ihren Zweck verfehlen würde[37].

Während man bisher — also zum Einstiche — die Spritze, sie nahe dem hinteren Ende des Zylinders anfassend, wie eine Schreibfeder gehalten hat, wechselt man nun die Stellung der Hand und setzt erst jetzt, wo es sich um die Ausführung des zweiten Aktes handelt, — nicht aber, suggestioniert durch das Wort „Injektion", schon von Anfang an — den Daumen auf den Knopf des Stempels, hakt Zeige- und Mittelfinger in den Bügel ein und beginnt mit der eigentlichen Injektion. Dabei möge man sich vor allen Dingen vor Augen halten, daß der Querschnitt der Flüssigkeitssäule in der Nadel im Verhältnis zur räumlichen Ausdehnung des zu infiltrierenden Gebietes ein verschwindend kleiner ist. Daraus folgt, daß die Einspritzung nicht wie bei der Subkutaninjektion mit einem Ruck beendet sein kann, sondern daß sie einige Zeit beansprucht, bis die Lösung in die feinen Gewebsspalten eingedrungen und ihren komplizierten Weg bis in die Alveole zurückgelegt hat. Durch die kräftige Einpressung bei der Injektion wird das Gewebe überdehnt; man darf daher nicht sofort nach Entleerung der Spritze die Nadel herausziehen, weil sonst die Elastizität des noch in Spannung befindlichen Gewebes nicht im Sinne

37. Wem nicht Gelegenheit geboten ist, die Technik der Injektion vordemonstriert zu erhalten, der sei auf die instruktiven Abbildungen in G. Fischers[3] Lehrbuche verwiesen.

einer Verdrängung der Lösung nach der Tiefe ausgenützt, sondern die letztere umgekehrt zum Teil durch den Stichkanal nach außen befördert würde; man läßt also einige Sekunden verstreichen, ehe man die Nadel, eventuell unter der aufgelegten Fingerbeere, herauszieht.

Nach Beendigung der Infiltration tritt die Diffusion in Wirksamkeit; sie ergänzt und vollendet die Durchdringung der Gewebe und Zellen und ermöglicht damit das Zustandekommen des Chemismus, welcher die die Lähmung der Nervenendigungen zur Folge hat. Hierzu ist eine kurze Wartezeit nötig. G. Fischer gibt sie für seine $^1/_2$ bis $1^1/_2{}^0/_0$ige Novokainthymollösung mit 8—10 Minuten an; bei Verwendung unserer $2^0/_0$igen Novokain-Paranephrinlösung sind wir mit durchschnittlich 5 Minuten ausgekommen. Zur Kontrolle der Wartezeit bedient man sich am besten einer Sanduhr.

Wenn wir die Voraussetzungen, von deren Erfüllung der Erfolg der örtlichen Schmerzbetäubung bei der Zahnextraktion abhängt, überblicken, so sehen wir, daß man denselben nicht in allen Fällen gleich leicht gerecht werden kann; es hängt dies in erster Linie von anatomischen und zwar normal- wie pathologisch-anatomischen Verhältnissen ab.

Was die ersteren anlangt, so sei auf die individuell sowohl, als auch entsprechend den einzelnen Zähnen desselben Mundes so außerordentlich variablen Verhältnisse der Gingiva hingewiesen; Personen mit weit vorspringenden, markant ausgebildeten Alveolarfortsätzen (Langgesichter) besitzen eine reichlich und breit entwickelte feste Zahnfleischzone, die wir bei kurzen Alveolarfortsätzen, namentlich im Unterkiefer, vermissen; von allen Zähnen ist der obere Weisheitszahn von dem mächtigsten derben Zahnfleischpolster umgeben und daher hier selbst für eingreifende operative Extraktionen relativ leicht vollkommene Empfindungslosigkeit zu erzielen, während die unteren zentralen Schneidezähne hierzu das Gegenstück bilden und wir hier Izur njektion oft allein auf die Interdentalpapillen angewiesen sind.

Von pathologisch-anatomischen Verhältnissen, welche den Erfolg der Anästhesierung beeinflussen, sind vor allen Dingen diejenigen von Wichtigkeit, welche das Periodontium betreffen. Sie wirken teils fördernd, teils nachteilig. So ist es leicht erklärlich, daß (abgesehen von der mechanischen Lockerung, welche die Extraktion zu einem mit weniger Kraftaufwand, also auch mit geringerem traumatischen Insulte verbundenen Eingriff macht) das durch eine chronisch-granulierende Entzündung weitmaschig gewordene und verdickte Periodontium leichter zu infiltrieren ist, als das dünne straffe Fasergeflecht einer gesunden Wurzelbeinhaut. Es werden also Zähne mit toter Pulpa, zumal bei diesen auch der Nervus dentalis außer Betracht liegt, ceteris paribus relativ leichter zu anästhesieren sein, namentlich, wenn von apikalen Granulomen veranlaßte Usuren der Kortikalis dem Infiltrationsstrome neue und abnorm weite Eingangstore in die Tiefe eröffnen. Andererseits ist, wenn solche Granulome gefistelt sind, dadurch ein unwillkommener Abzugskanal in das System der Gewebslücken eingepflanzt, durch welchen unsere Absichten vollständig vereitelt werden können. In den letzteren Fällen kann man sich, außer durch Leitungs- oder Periostinjektion, dadurch helfen, daß man weiter weg mit der Infiltration beginnt und, näher kommend, durch starken Druck die Spritze ausnahmsweise rasch entleert, um auf diese Weise in der Zeiteinheit mehr Flüssigkeit in das Gewebe einzupressen, als durch die Fistel abfließen kann. Es ist ferner ratsam, wenn man Grund hat anzunehmen, daß nennenswerte Granulome um den Apex herum entwickelt sind, in diese selbst auch zu injizieren, nicht bloß, weil das Herausreißen des „Eitersäckchens" schmerzhaft sein könnte, sondern hauptsächlich deshalb, weil man sich nach Extraktion des Zahnes veranlaßt sehen kann, diese infizierten Granulationen mit dem scharfen Löffel auszukratzen; sie erlangen nämlich manchmal eine solche Selbständigkeit, daß sie für sich, also trotz Entfernung des Zahnes, die bestehende Fistel weiter unterhalten, zum mindesten aber können sie die Heilung der Extraktionswunde unerwünscht verzögern. Die Möglichkeit, daß in ihnen der Keim zur Entstehung einer Wurzelzyste steckt, bleibt überdies offen. Ihre Infiltrierung erfolgt durch direkten Einstich in dieselben, wobei man die Nadel nahezu senkrecht auf den Knochen aufsetzt und durch eine vorhandene Usuröffnung oder die verdünnte oft fein siebartig durchlöcherte Kortikalis durchstößt. Die Einpressung der Injektionsflüssigkeit in diese in der Usurhöhle eingeschlossenen Granulationen ist manchmal schmerzhaft; man hält dann nach dem ersten Drucke auf den Stempel etwas inne, um eine partielle Wirkung des Anästhetikums abzuwarten, ehe man, eventuell mit noch einigen kurzen Unterbrechungen, weiter injiziert.

Da an der Vorderseite des Alveolarfortsatzes, insbesondere des Oberkiefers, zahlreiche Muskelbündel inserieren, achte man darauf, eine zufällige intramuskuläre Injektion zu vermeiden; bei dieser wird nämlich viel schneller resorbiert, auch könnte man im Muskel leichter eine kleine Vene treffen, was beides die Möglichkeit der Intoxikation näher rückt.

Zweiter Teil.

Die Extraktion der Zähne.

Erster Abschnitt.

Desinfektion.

Jede Zahnextraktion ist ein mit geringerer oder stärkerer Verletzung des Integumentes verbundener Eingriff, soll daher, wenn man jeder Verantwortung ledig sein will, nicht ohne Berücksichtigung der für chirurgische Operationen geltenden Grundsätze hinsichtlich Anti- und Asepsis vorgenommen werden. Die alltägliche Praxis läßt jedoch die Infektionsgefahr bei der Zahnextraktion relativ gering erscheinen, was früher vielfach eine ziemlich laxe Handhabung der allbekannten Regeln zur Folge hatte, die mitunter ganz krasse Auswüchse zeitigte. So wurde mir einmal von einem großen Gefangenhaus erzählt, in welchem als Aufbewahrungsort der „Universalzange“ die nächstbeste Tischlade fungierte; wenn ein Sträfling Zahnschmerzen hatte, so wurde die Zange „aus'm Ladl“ geholt, wie sie war verwendet und wanderte nach dem Gebrauch, nur notdürftig mit dem „Sacktüchl“ des Delinquenten abgewischt, wieder „in's Ladl“ zurück. Ein andermal hörte ich von einem Zahnbader, der seine Extraktionskunden in der Stube nebeneinander auf mehrere Stühle setzte und dann, beim ersten beginnend, mit der blutigen Zange von einem zum andern ging, ein Gegenstück zum summarischen Aderlaß verflossener Zeiten. Solche Beispiele, deren Zitierung heutzutage sogar schon beim Laien ein Schaudern und Entsetzen hervorruft, gehören der Vergangenheit an und soll durch die Erinnerung an sie nur ein Streiflicht auf die Größe der Fortschritte geworfen werden, die wir zum Nutzen der leidenden Menschheit gemacht haben, die aber von der lebenden Generation, die selbe bereits vorfindet, als selbstverständlich hingenommen werden und deren mühevolle Erkämpfung daher dem Ärztestande, wie das Verhalten verschiedener Faktoren dem letzteren gegenüber zeigt, nicht im entferntesten den Dank eingetragen hat, den man erwarten sollte.

Wir sind also heute auch bei der Zahnextraktion vorsichtiger geworden und dürfte es kaum einen Arzt oder Zahnarzt geben, der nicht mindestens die Zangen auskochen würde. Wir wissen ferner, daß die Mund-Rachenhöhle ständig einer üppigen Bakterienflora mit teilweise pathogenen Arten zum Aufenthalte dient, welch letztere in dem die

Alveole füllenden und die Weichteilwunde verklebenden Blutgerinnsel einen zur Vermehrung vorzüglich geeigneten, eventuell auch überdies eine Virulenzsteigerung ermöglichenden Nährboden erhalten, was von sehr üblen, ja selbst das Leben bedrohenden Folgen begleitet sein kann. Wir haben also mit der Möglichkeit einer nachträglichen Infektion der Extraktionswunde zu rechnen und dies nicht etwa bloß in grob unhygienisch gehaltenen Mundhöhlen, sondern auch in anscheinend gut gepflegtem Munde. Diesbezüglich sei besonders auf die Untersuchungen Päßlers[38] u. a. hingewiesen, aus denen hervorgeht, wie häufig die Gaumenmandeln Streptokokken beherbergen, also eine Bakterienart, welche bei dentalen Infektionen, wie ich nach eigenen Untersuchungen[39–41] annehmen muß, eine hervorragende Rolle spielen. Vielleicht sind es gerade die Gaumenmandeln, welche in Fällen von Eiterungsprozessen, die nach Extraktionen aufgetreten sind, den Infektionsstoff geliefert haben. Auffällig ist immerhin, daß solche Infektionen geringfügigen oder stärkeren Grades sich so häufig an die Extraktion unterer Mahlzähne, insbesondere des Weisheitszahnes, anschließen, wo sich also die Extraktionswunde in nächster Nachbarschaft der Gaumenmandel befindet.

Ich beobachtete einmal bei einer Patientin mit besonders sorgfältig gepflegtem Munde nach unter allen antiseptischen Vorsichten vorgenommener Extraktion eines ndolenten, tiefkariösen linken unteren Weisheitszahnes — glatt verlaufene Zangenextraktion — eine schwere Phlegmone des linken vorderen Gaumenbogens.

Es wäre jedenfalls interessant, darauf zu achten, ob nicht Patienten, die kürzlich eine Angina überstanden haben oder die überhaupt häufig an Anginen leiden, öfter postoperative dentale Phlegmonen bekommen, als andere, sowie anzunehmen wäre, daß in der Vorbehandlung der Tonsillen eine gewisse Prophylaxe gegen infektiöse Prozesse, nicht bloß nach Zahnextraktionen und zahnchirurgischen, sondern nach allen Operationen im Munde gelegen wäre.

Was die Zahnextraktion anlangt, so soll man sich jedenfalls nicht damit begnügen, sich vom Patienten den zu extrahierenden Zahn zeigen zu lassen, sondern soll jedesmal die ganze Mundhöhle untersuchen und zumindest, wenn sie sich in einem auffallend unhygienischen Zustande befindet, einige Vorkehrungen gegen die Infektionsgefahr treffen. Man wird also übermächtig entwickelten Zahnstein, wenigstens in der Nachbarschaft des zu entfernenden Zahnes, beseitigen und zwar in der Wartezeit zwischen Injektion und Extraktion, um zu verhüten, daß durch vor der anästhesierenden Einspritzung gesetzte Zahnfleischverletzungen die Injektionslösung abfließt; man wird ferner darauf achten, ob nicht die Wunde durch starke Zahnsteinbildung im Gegenkiefer, die durch längeren Nichtgebrauch der Kauwerkzeuge in der Gegend eines schmerzenden Zahnes so häufig begünstigt wird, oder durch einen kariösen Zahn des Gegenkiefers, der die Wunde bei jedem Kieferschluß berühren würde, der Infektion ausgesetzt werden könnte und im letzteren Falle dem Patienten nahe legen, sich auch diesen Zahn gleichzeitig behandeln oder entfernen zu

---

38. Päßler: Zur Pathologie und Therapie einiger von der Mundhöhle ausgehender Sepsisformen. M. m. W. 1909. S. 992. 39. B. Mayrhofer: Prinzipien einer rationellen Therapie der Pulpagangrän und ihrer häufigsten Folgezustände. G. Fischer, Jena 1908. 40. Derselbe: Prinzipien etc., Erstes Ergänzungsheft. G. Fischer, Jena 1910. 41. Derselbe: Untersuchungen über die Ätiologie der dentalen Periostitis. W. kl. W. 1909. Nr. 9.

lassen. Ein einfaches und vor jeder Extraktion leicht ausführbares Desinfektionsverfahren besteht in der Massage des Zahnfleisches, sowie der übrigen Mundschleimhaut unter Verwendung einer frischbereiteten 5—6 %igen Lösung von Perhydrol (Merk), die man sich auch für einige Tage im Vorrat halten kann und dann noch immer wirksam finden wird. Man spritzt dieselbe an mehreren Stellen in die Zahnfleischtaschen, vor allen Dingen entsprechend dem zu extrahierenden Zahne, und massiert dann mit der Fingerbeere des Zeigefingers kräftig Zahnfleisch und Wangenschleimhaut; damit erzielt man für kurze Zeit eine relative Keimarmut der Mundhöhle. Dieser Perhydrolmassage[42] kann man noch die von G. Fischer empfohlene Bestreichung der Umgegend des Zahnes mit Jodtinktur hinzufügen. Ein bequem anwendbares und dabei sehr wirksames Mittel zur Desinfektion der Mundrachenhöhle besitzen wir in dem von den Sanatogenwerken in den Handel gebrachten Formamint, einer in Tablettenform hergestellten Verbindung aus Milchzucker mit Formaldehyd. Dieses Medikament, für welches kürzlich wieder H. Marschik[36] warm eingetreten ist, verwenden wir seit einigen Jahren an meiner Klinik[43] mit bestem Erfolge, insbesondere nach eingreifenderen Zahnextraktionen, ferner prophylaktisch bei Patienten mit verwahrlostem Gebisse und besonders unhygienischen Mundverhältnissen. Wir konnten u. a. beobachten, daß der speckige Belag, welcher auf Wunden der Mundhöhle meistens anzutreffen ist, bei Gebrauch von Formamint, wie auch bei Anwendung der Perhydrolmassage, wenig entwickelt war oder ganz fehlte. Gegenüber den Gurgelungen, deren Wirkung bei den Gaumenbögen zu enden pflegt, hebt Marschik den Vorteil hervor, welchen der Formamintgebrauch durch das Verschlucken des Desinfiziens bringt. Dadurch werden auch tiefere Teile von demselben erreicht, was mir für unsere Zwecke speziell wegen der tonsillaren Infektionsquelle von Wert zu sein scheint. Ich möchte daher auch meinerseits empfehlen, das Formamint, wenigstens nach schwierigeren Extraktionen, regelmäßig aber nach Extraktionen in der Nähe der Tonsillen (Weisheitszähne) zu verordnen.

42. Vgl. hierzu E. Feiler: Die Massage des Zahnfleisches und der Kiefer. D. m. f. Z. 1910. S. 186; daselbst weitere Literaturangaben. 43. Bericht über das 2. und 3. Studienjahr 1906/08, erstattet von Dr. W. Mitter. Ö. U. V. f. Z. 1908. H. IV.

Zweiter Abschnitt.

Die Zangenextraktion[44-52].

Zur gewöhnlichen Zahnextraktion bedienen wir uns verschieden konstruierter Zangen. Die Verschiedenheit betrifft einerseits die Form im ganzen, indem wir die Zähne des Oberkiefers mit Zangen extrahieren, bei denen Schnabel und Griffe mehr oder weniger in einer Linie liegen, während bei den Zangen für die unteren Zähne die Schnabelachse mit der der Griffe einen rechten oder stumpfen Winkel bildet, dessen Scheitel im Schlosse gelegen ist, andererseits beruht die Verschiedenheit der Zangen darauf, daß die Schnabelenden in verschiedener Weise ausgeschnitten sind, um sich der Form des Zahnhalses anzupassen, denn der letztere, der Zahnhals, gibt in der Regel den ausschließlichen Anhaltspunkt der Kraft bei der Zahnextraktion ab. Wegen der anatomischen Verschiedenheit der Zahnhälse ist es daher als eine Unmöglichkeit zu bezeichnen, mit ein und derselben Zange alle Zähne gleich leicht und gut zu ziehen. Wenn auch sog. Universalzangen konstruiert, von mancher Seite verwendet und angepriesen werden, so fährt sowohl Patient wie Arzt doch jedenfalls besser, wenn dem Operateur wenigstens einige verschiedene Typen zur Verfügung stehen. Im nachfolgenden sollen nicht möglichst viele der auf den Markt gebrachten Zahnzangen beschrieben, sondern nur ein bestimmter Mindestbestand an Zangen, der uns notwendig, aber auch ausreichend erscheint, empfohlen werden.

Von allgemeinen Vorschriften hinsichtlich der Zangenextraktion wollen wir uns mit theoretischen Erläuterungen über Stellung des Operateurs zum Patienten, Handhabung und Haltung der Zangen usw. nicht lange aufhalten. Für einen Teil meiner Leser sind dies eingeübte Griffe, die ich weder beeinflussen kann, noch will; auch sonst sind sie zumeist Sache des Geschmacks, der Dexterität und hauptsächlich der Gewohnheit; wiederholt habe ich bei Extraktionskursen ein und dieselbe Extraktion nach wechselnder Methodik, aber mit gleich gutem Erfolge ausführen sehen; das soll uns nicht hindern im speziellen Teile gelegentlich einzelne anleitende Hinweise zu geben. Auf einen Fehler aber, der oft gemacht wird, möchte ich doch nicht unterlassen hinzuweisen; er besteht darin, daß man sich nicht getraut, den gefaßten Zahn mit der Zange festzuhalten, bzw. zusammenzudrücken, aus Furcht, ihn in der Zange zu zerquetschen; die Folge davon ist, daß die Zangenbacken beim Anziehen etwas gegen die Krone zu abgleiten, was dann leicht zu einer Fraktur führt. Hat man jedoch einen nicht entkalkten

44. J. Scheff: Die Extraktion der Zähne. A. Hölder, Wien 1909. 45. R. Loos: Der anatomische Bau des Unterkiefers als Grundlage der Extraktionsmechanik. A. Hölder, Wien 1899. 46. Derselbe: Bau und Topographie des Alveolarfortsatzes im Oberkiefer. A. Hölder, Wien 1900. 47. F. Williger: Zahnärztliche Chirurgie. W. Klinkhardt, Leipzig 1910. 48. E. Mühlreiter: Anatomie der Zähne. A. Felix, Berlin 1892. 49. E. Zuckerkandl: Makroskopische Anatomie. Scheffs Handbuch der Zahnheilkunde. Bd. I. 1909. 50. F. Busch: Die Extraktion der Zähne. Berlin 1909. 51. O. Römer: Die Extraktion der Zähne im Handbuch der praktischen Chirurgie von Bergmann etc. 1907. 52. C. Jarisch d. J.: Die Extraktion der Zähne in Alberts Lehrbuch der Chirurgie, herausgegeben von J. Hochenegg, Wien 1909.

Zahn in einer sicheren Peripherie, also in einer kariesfreien Partie, gefaßt, so ist ein Zerdrücken desselben so gut wie unmöglich; eher bricht die Zange entwei. Man kann sich hiervon leicht überzeugen, indem man einen frisch gezogenen Zahn, so wie man ihn eben in der Zange hat, zu zerdrücken versucht und wird durch die Fruchtlosigkeit dieses kleinen Versuches einen das Selbstvertrauen stärkenden Maßstab, für die Kraft, welche man beim Drucke anwenden darf, gewinnen. Ferner wird von manchem unnütz Kraft vergeudet, indem er die Zange ganz nahe dem Schlosse anfaßt, anstatt die Länge der Hebelarme möglichst auszunützen, indem er die Griffe weiter rückwärts in die volle Faust nimmt.

Was die Anatomie der Zähne und Kiefer rücksichtlich der Extraktionsmechanik anlangt, so kommt die Zahnkrone nur insofern in Betracht, als wir bei Extraktion von Zähnen, deren Krone noch mehr oder weniger erhalten ist, darauf achten müssen, eine solche Zange zu verwenden, deren Backen hinreichend ausgeschweift sind, um die Krone, ohne dieselbe zu berühren, gänzlich in ihrer Höhlung aufzunehmen, so daß die Enden der Zahnbacken dem Zahnhalse fest anliegen. Man darf niemals Zähne in der Weise ziehen wollen, daß man nur die Krone allein anfaßt, denn man riskiert dabei, ganz lockere Zähne ausgenommen, daß man nur die Krone allein abreißt, die Wurzeln aber zurückbleiben. Das gleiche geschieht, wenn man gegebenen Falls übersieht, daß die Spitzen der Zangenschnäbel wegen zu geringer Krümmung derselben nicht an den Zahnhals herangelangen können, sondern von demselben abstehen. Bei abnorm starker Wölbung der Krone, die eine richtige Adaptierung der Zange nicht gestattet, oder bei tiefer Aushöhlung des Zahnes in der Gegend des Zahnhalses (Halskaries der Molaren) empfiehlt es sich dann (bei noch lebender Pulpa nach Abätzung derselben), die Krone vorerst mit einem Fissurenbohrer abzuschneiden und so das Hindernis, das uns an den Zahnhals nicht herankommen ließ, zu beseitigen. Während die Zahnkrone also für uns nur ein mehr negatives Interesse hat und wir die einzelnen Kronenformen nicht näher zu berücksichtigen brauchen, ist die Form der Zahnhälse von ungleich größerem Belange. Ihre genaue Kenntnis, sowie die Orientierung über die Verhältnisse der Zahnwurzeln und über die Anatomie des Kieferknochens, das zusammen bildet die Grundlage für die Extraktionsmechanik. Es scheint uns für die Praxis unmittelbarer zu sein, wenn wir diese Dinge zugleich mit der Extraktionstechnik der einzelnen Zähne und den hierbei zu verwendenden Zangen der Reihe nach besprechen. Dabei werden wir auch Gelegenheit nehmen, Spezielles über die Injektionstechnik behufs örtlicher Schmerzbetäubung einzuflechten.

I. Die Zangenextraktion im Oberkiefer.

1. Die Extraktion des zentralen Schneidezahnes.

Die Technik der Injektion bietet bei diesem Zahne keine Schwierigkeiten dar. Gaumenwärts haben wir es ja, wie allenthalben im Oberkiefer, mit einer derbfilzigen Schleimhaut zu tun, in welche sich die Nadelspitze leicht vollkommen versenken und gegen den Apex vorschieben läßt; auch lippenwärts ist die feste Gingiva hinreichend entwickelt. Es sei nur erwähnt, daß die in der Mittellinie zwischen den beiden zentralen Schneidezähnen befindliche, oft wulstige Zahnfleischpapille häufig auffallend empfindlich gegen den Injektionsstich ist, weshalb man dem Patienten den Schmerz des Einstiches entweder durch Kokainisierung oder dadurch erspart, daß man den Einstich an den lateralen Rand des Zahnes verlegt und bei horizontal gerichteter Spitze mesialwärts injiziert. Bei toten Zähnen mit Wurzelgranulomen findet man hier, wie bei der meist vorliegenden Dünne der fazialen Kortikalis erklärlich, häufig ein siebartige Konsumierung oder auch lochförmige Usur der Vorderwand der Alveole, so daß man mit der Nadel leicht den Knochen durchstoßen und direkt in die apikalen Fungositäten

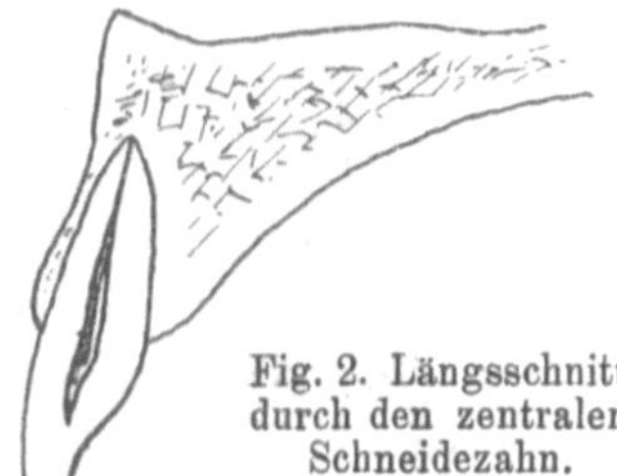

Fig. 2. Längsschnitt durch den zentralen Schneidezahn. (Schematisch).[53]

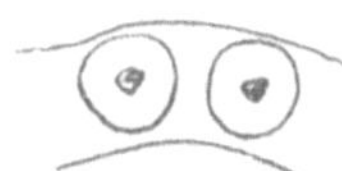

Fig. 3. Querschnitt durch den Zahnhals. (Schematisch).

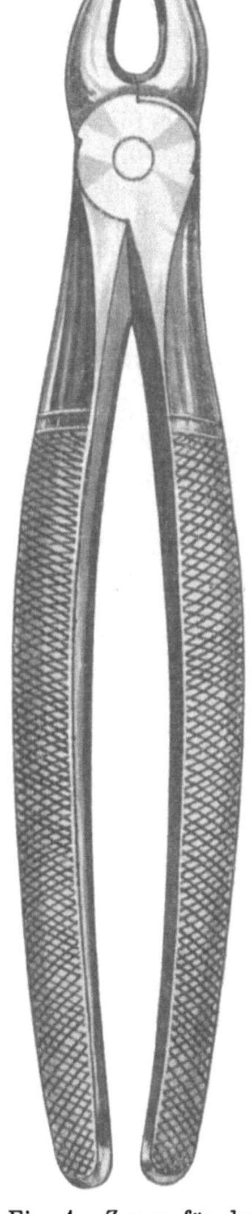

Fig. 4. Zange für den zentralen oberen Schneidezahn.

injizieren kann, was man bei mutmaßlich schon länger gangränösen Zähnen immer versuchen soll, um den Erfolg der Anästhesierung zu sichern.

Der Querschnitt durch den Zahn in der Höhe des Zahnhalses ist nicht etwa, wie man, die breit schaufelförmige Zahnkrone von vorne anblickend, vermuten könnte, flach queroval, sondern nahezu kreisrund. Die hintere Fläche der Krone verläuft nämlich nur eine kurze Strecke weit parallel mit der vorderen, um schon wenige Millimeter oberhalb der Kaukante schräg nach rückwärts aufzusteigen, so daß der sagittale Durchmesser der Zahnkrone nach oben stetig wächst, bis er in der Höhe des Zahnhalses dem frontalen ziemlich gleich kommt (Fig. 2 und 3). Die kräftige Wurzel stellt einen ziemlich gleichmäßig runden Konus dar und steckt in einer mit ihr kongruenten Alveole, deren labiale Wand ziemlich dünn ist, während palatinal die Knochenoberfläche in schräger Richtung im Bogen ansteigt, wodurch die Hinterwand der Alveole relativ dick erscheint und hinter der Wurzel ein im Sagittalschnitt dreieckig erscheinender Spongiosaraum entsteht, in dessen Innern sich die meisten apicalen Entzündungsprozesse abspielen (Fig. 2). Für diesen Zahn wurde eine gerade Zange mit kräftigen

53. Die schematischen Zeichnungen wurden teilweise nach einzelnen Abbildungen der Kieferschnitte von R. Loos, teils nach eigenen Präparaten entworfen; die ersteren[45, 46] seien zum näheren Studium der abwechslungsreichen Verhältnisse angelegentlich empfohlen.

breiten Backen konstruiert, deren Enden entsprechend der Form des Zahnhalses flach bogenförmig ausgeschnitten sind (Fig. 3 und 4). Behufs Extraktion schieben wir die Zange unter das Zahnfleisch bis an den Zahnhals vor und adaptieren sie derart, daß eine Backe palatinal, die andere labial zu liegen kommt. Durch mehrfaches Hebeln nach vorne und rückwärts — wegen der Dünne der lalialen Alveolenwand machen wir den ersten Ruck nach vorne — und eine angefügte Rotation wird der Zahn leicht gelockert und entfernt. Tief kariöse, in Zahnhalshöhe nicht mehr druckfeste Einserwurzeln nötigen uns, die gleich zu besprechende Resektionszange oder eine Wurzelschraube (s. u.) zu verwenden.

2. Die Extraktion des lateralen Schneidezahnes.

Für die Anästhesierung bei diesem Zahne gilt dasselbe, was bei seinem mesialen Nachbar gesagt worden ist.

Der Form nach ist er eine verschmächtigte Ausgabe des großen Schneidezahnes, je-

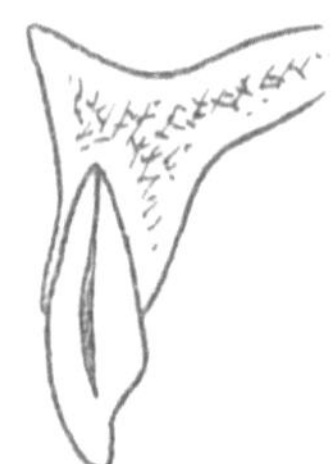

Fig. 5. Längsschnitt durch den lateralen Schneidezahn.

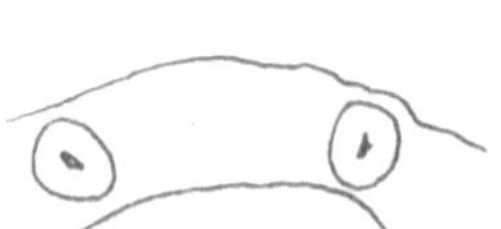

Fig. 6. Querschnitt durch den Zahnhals.

doch mit weniger runder Wurzel und etwas längs ovalem Zahnhalsquerschnitte (Fig. 5 und 6). Auch hier ist die vordere Alveolenwand dünn, die hintere dicker, jedoch nicht so mächtig, als beim zentralen Schneidezahne, weil die palatinale Knochenoberfläche steiler ansteigt (R. Loos[46]).

Zur Extraktion dieses Zahnes verwenden wir statt einer, wie in Fig. 4 abgebildet nur kleineren Zange, deren Anschaffung man sich ersparen kann, lieber gleich die Bajonett oder Resektionszange (Fig. 7), da wir wegen der häufig tiefen, bis über den Zahnhals in die Wurzel reichenden kariösen Erweichung ohnedies meist eine Resektionsextraktion ausführen müssen. Mit letzterem Ausdrucke wollen wir nicht jenes Verfahren bezeichnen, um dessen Ausbildung sich besonders A. Witzel

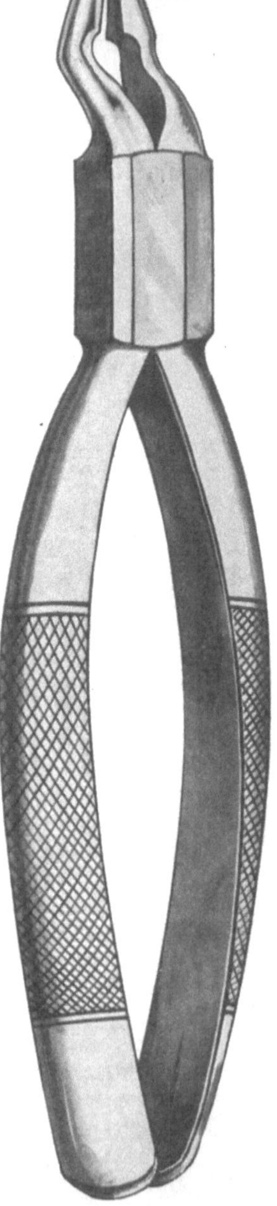

Fig. 7. Bajonett- oder Resektionszange.

verdient gemacht hat und welches darin bestand, daß mit eigens gebauten, sehr kräftigen Zangen der Zahn samt seiner Alveole und zwar über dem Zahnfleisch gepackt und alles miteinander herausgebrochen wurde. Diese Methode hat zwar den Vorteil, daß ziemlich sicher mit einem Griff, namentlich bei tieferen Molarenfrakturierungen, der ganze Zahn herausgebracht werden kann, doch sind wir keine Anhänger derselben, weil es nicht empfehlenswert erscheint, in der bakterienreichen Mundhöhle eine an sich schon ungünstige Heilungsbedingungen aufweisende Rißquetschwunde zu etablieren; den gewünschten Erfolg hinsichtlich Entfernung des Zahnes oder Zahnrestes kann man auch auf eine schonendere Art erreichen, wenn man in der vielseitigen Verwendbarkeit der Bajonettzange zur Ausführung dessen, was man heute unter Resektionsextraktion gewöhnlich versteht, nur erst hinreichende Erfahrung und Übung erlangt hat.

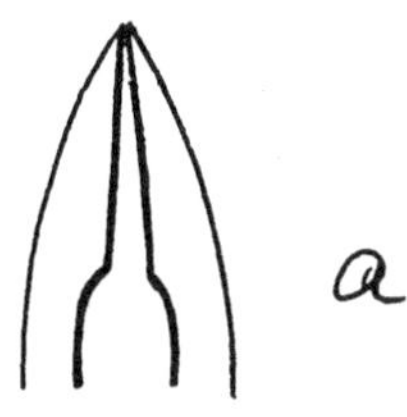

Die Resektions-Extraktion.

Die Resektionsextraktion besteht darin, daß man mit einer eigens gearbeiteten Zange zwischen äußerer Alveolenoberfläche und Zahnfleisch, also über dem Knochen, aber unter dem Zahnfleische, mehr oder weniger weit vordringt und den Zahn durch die Alveolenwand hindurch faßt. Der Zweck dieser Methode ist, einen kariesfreien Querschnitt zu erreichen, welcher ein kräftiges Zusammendrücken des Zahnes ohne Gefahr der Fraktur gestattet. Hierbei wird entweder die Alveole nur zusammengepreßt oder es wird auch ein Teil des Knochens, bedeckt von seinem Perioste, herausgestanzt, die Alveole also teilweise reseziert; das letztere ist das Gewöhnlichere und Sicherere, daher die Zange genau gearbeitet sein soll, um dies stets zu ermöglichen. Hierzu gehört schon eine richtige Form der Zangenbacken, die in einem bestimmten, für die Mehrzahl der Fälle geeigneten Durchschnittswinkel gegeneinander geneigt sein müssen (Fig. 8a); sie sollen weder so lang und spitz ausgezogen sein und fast parallel verlaufen, wie dies in Fig. 8b zu sehen ist, noch so stark wie in Fig. 8c ausgeschweift sein. Die Seitenkanten (Fig. 7a) sollen einigermaßen scharf schneiden, besonders wichtig aber ist, daß die äußersten Schnabelspitzen exakt aufeinander gepaßt sind und gut kneipen. Der Knochen hat nämlich zwar eine geringere Bruch-, dagegen, namentlich zusammen mit dem Perioste, eine sehr bedeutende Zugfestigkeit, weshalb die zu resezierenden schmalen Knochenblättchen namentlich an ihrem oberen Ende ordentlich abgekneipt sein müssen, widrigenfalls man den schon luxierten Zahn nur mit größter Mühe vollends herausziehen kann oder leicht auf einen minder druckfesten Durchmesser der Wurzel herabgleitet und nun erst noch eine Fraktur bekommt. Die Zangengriffe sollen hinreichend lange Hebelarme bieten und etwas ge-

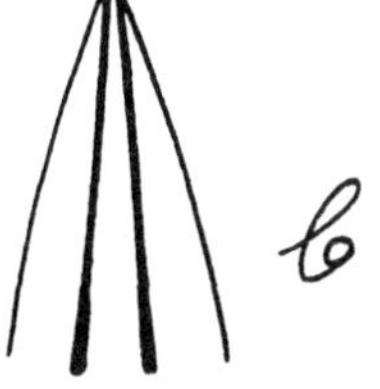

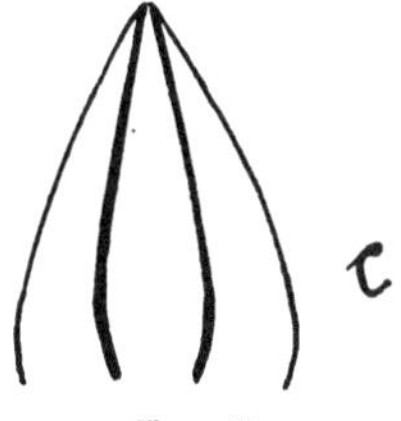

Fig. 8.

baucht sein (Fig. 7), damit man sie in der vollen Faust kräftig zusammendrücken kann.

Die Resektionsextraktion wird nun in folgender Weise ausgeführt.

An den Außenflächen der noch vorhandenen, über das Zahnfleisch herausragenden Kronenreste, welche als Führung dienen, emporgleitend, schiebt man die Schnabelspitzen, immer hart an der Zahnoberfläche bleibend, in den Zahnfleischtaschen nach oben, bis man auf einen Widerstand stößt, welcher uns zunächst nicht höher gelangen läßt; dieser Widerstand wird durch den etwas verdickten Limbus alveolaris gebildet; um ihn zu überwinden, muß man die Zange ein klein wenig öffnen und schiebt sie nun auf dem Knochen aber unter dem Zahnfleisch weiter, bis man so hoch ist, daß man sicher annehmen kann, eine druckfeste Zahnpartie zwischen den Schnabelspitzen zu haben. Nun nimmt man, wenn man dies nicht schon von Anfang an getan, die Zangengriffe in die volle Faust und kneipt den Knochen kräftigst bis auf den Zahn durch, worauf Zahn und Zange gleichsam ein Stück bilden müssen und man, ohne mit dem Druck der Faust im mindesten nachzulassen, mittelst einiger hebelnder Bewegungen den Zahn luxiert und extrahiert.

Je nach der Situation können kleine Kunstgriffe für das Gelingen der Operation förderlich sein. So kann man erst die eine, dann die andere Schnabelspitze in der Zahnfleischtasche in Position bringen, sich durch kurze Rotationen der Zange um ihre Längsachse unter dem Zahnfleisch hinaufarbeiten oder sich das letztere zuvor etwas lospräparieren, indem man in dasselbe innen und außen eine Längsinzision bis auf das Periost macht und es mittelst eines Raspatoriums zurückschiebt. In Fig. 9 ist die richtige Ausführung der Resektionsextraktion schematisch

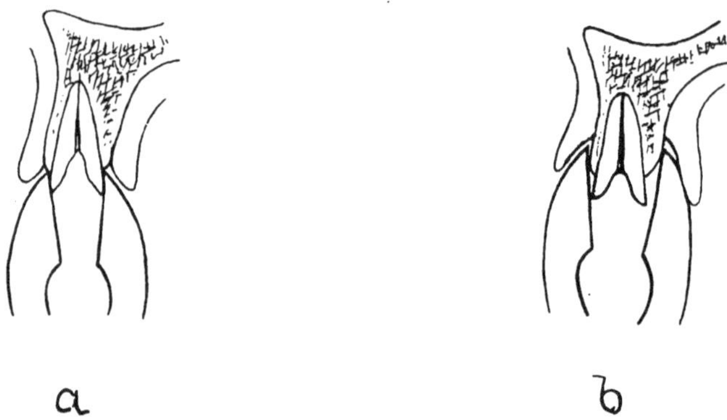

Fig. 9. Schematische Darstellung der Resektionsextraktion.

dargestellt. Bei a sehen wir die Zange an den Limbus anstoßen; würde sie in diesem Momente zusammengedrückt, so würden nur die Kronenreste zerquetscht. Bei b sind die Schnabelspitzen über die Alveole hinaufgeschoben und umfassen durch dieselbe die Wurzel in einem druckfesten Querschnitte.

Die Resektion der Alveolenwand bedeutet keinen Schaden, im Gegenteil: die resezierten Knochenanteile wären meist ohnedies der Resorption verfallen, durch ihre Entfernung hat man also nur den Heilungsprozeß abgekürzt. Besichtigt man nach der Extraktion die in der Zange befindlichen Knochenstückchen, so wird man oft über die Kleinheit derselben erstaunt sein; immerhin tut man gut daran, sie vom Zahne zu entfernen, ehe man den letzteren dem Patienten einhändigt, denn mancher derselben könnte aus Unverstand meinen, man hätte ihm „den Kiefer gesprengt". Oft, namentlich bei konisch geformten Wurzeln, genügt schon das kräftige Zusammendrücken der elastischen Alveole, um den Zahn herausspringen zu lassen, ohne daß es zu einer wirklichen Resektion kommt. In jedem Falle untersuche man aber die Extraktionslücke darauf, ob nicht ein Knochenscherbchen am Zahnfleische hängen geblieben ist, welches man dann mit einer Hakenpinzette entfernt, da es die Wundheilung stören, auch zu Nachschmerzen Anlaß geben könnte.

Wenn wir beim kleinen Schneidezahn, der oft mit schon tief ausgehöhlter Wurzel zur Extraktion kommt, in der beschriebenen Weise vorgehen, werden wir kaum je einen Mißerfolg zu beklagen haben.

3. Die Extraktion des Eckzahnes.

Bei der Anästhesierung für die Extraktion des Eckzahnes ist zu berücksichtigen, daß sein gewöhnlich deutlich vorspringendes Jugum von einer sehr dünnen Schleimhaut bedeckt ist, die sich für die Injektion nicht immer gut eignet, zumal, wenn dort eingestochen wird, die Injektionsflüssigkeit leicht in das weitmaschige submuköse Gewebe der Übergangsfalte entweicht; man kann dem zwar durch Auflegen eines Fingers während der Injektion etwas entgegenarbeiten, beginne aber die Injektion jedenfalls von den beiden Interdentalpapillen aus; palatinal liegen die Verhältnisse wie überall im Oberkiefer durchaus günstig.

Die kegelförmige Krone hat eine fast kreisrunde Basis, welche auch für den Zahnhalsquerschnitt die Form bestimmt

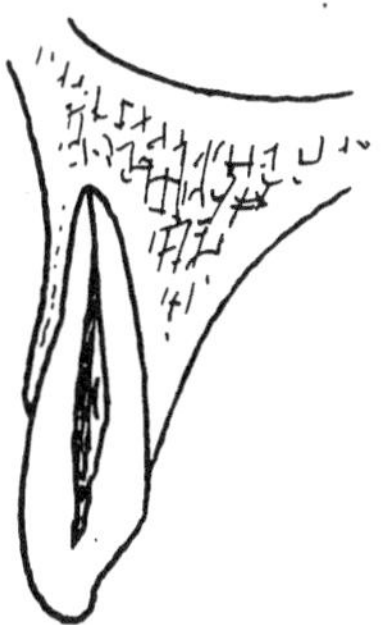

Fig. 10. Längsschnitt durch den Eckzahn.

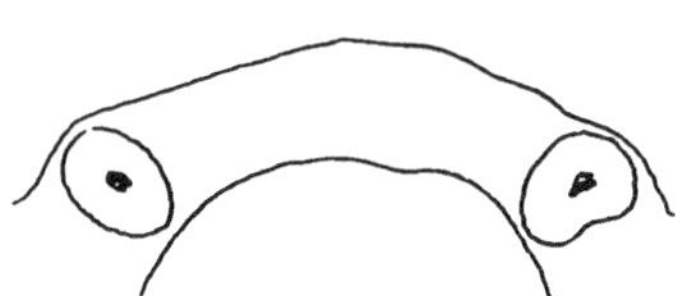

Fig. 11. Querschnitt durch den Zahnhals.

(Fig. 10 und 11). Die lange und kräftige Wurzel ist annähernd rund konisch und vorne von einer dünnen, hinten von einer stärkeren Alveolenwand umschlossen (Fig. 10.)

Zur Extraktion dieses Zahnes, die schon einen gewissen Kraftaufwand erfordert, eignet sich die mit langen Hebelarmen versehene Resektionszange am besten; sie wird ebenfalls durch eine Kombination von hebelnden mit rotierenden Bewegungen ausgeführt, häufig schon durch einmaliges kräftiges Zusammendrücken bewerkstelligt, indem dabei der Zahn wie aus der Büchse geschossen zwischen den Zangenbacken entgleitet.

4. Die Extraktion der Prämolaren.

Die beiden Backenzähne können wir unter Einem abhandeln. Die Injektionstechnik gibt zu keinen speziellen Bemerkungen Anlaß.

Die kolbig gewölbten Kronen haben zwei frontal nebeneinander stehende Höcker, dementsprechend ist auch der längere Durchmesser des ovalen Zahnhalsquerschnittes frontal eingestellt (Fig. 13 und 15).

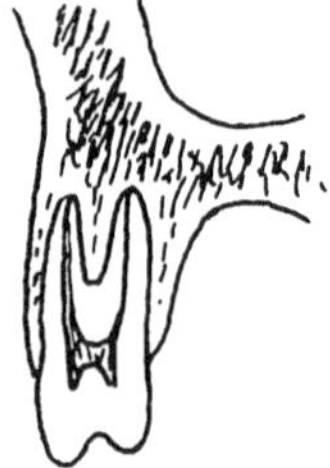

Fig. 12. Längsschnitt durch den ersten Prämolaren.

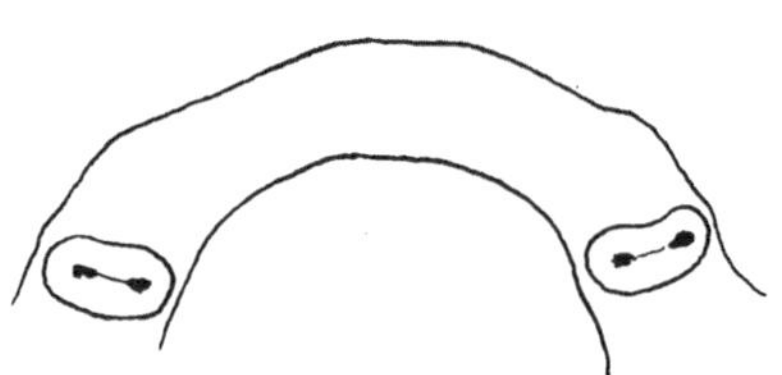

Fig. 13. Querschnitt durch den Zahnhals.

Der vordere Bikuspis hat gewöhnlich zwei Wurzeln, er ist der einzige normalerweise zweiwurzelige Prämolaris im menschlichen Munde; ausnahmsweise sind beide Wurzeln in eine verschmolzen oder aber drei dünne Wurzeln, zwei bukkale und eine palatinale, wie bei den Molaren, vorhanden. Die Verhältnisse des Alveolarfortsatzes liegen für die Extraktion sehr günstig, denn außen ist die Knochenbedeckung an sich dünn und innen steigt der Gaumen steil aufwärts, so daß der ausgeprägt vorspringende Alveolarkamm, der die Wurzeln meist vollständig bis zur Spitze in sich schließt, hier nicht besonders dick ist (Fig. 12).

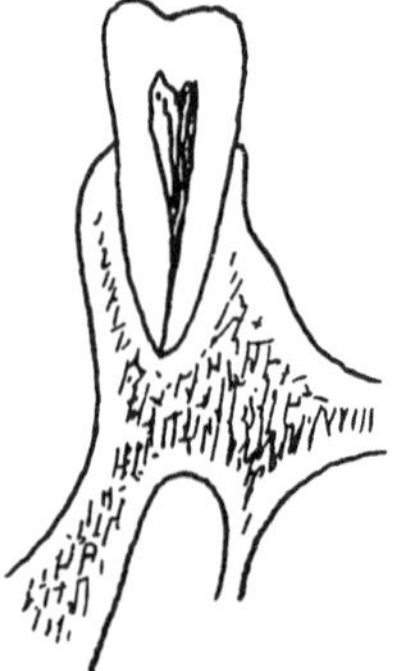

Fig. 14. Längsschnitt durch den zweiten Prämolaren.

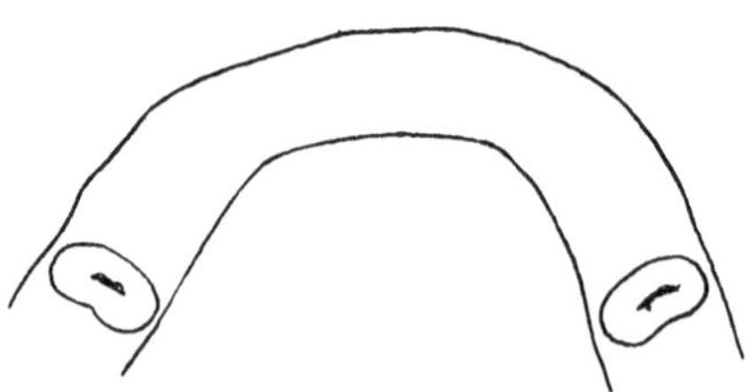

Fig. 15. Querschnitt durch den Zahnhals.

Der zweite Prämolaris besitzt nur eine Wurzel, die sich in seltenen Fällen gegen die Spitze gabelt; sie ist von vorne nach rückwärts abgeplattet und durchschnittlich ziemlich kräftig; auch der ihr entsprechende Anteil des Zahnfortsatzes ist etwas gedrungener gebaut, so daß eine manchmal ziemlich starkwandige Alveole zustandekommt. Je nachdem, ob der Zahnfortsatz des Oberkiefers kürzer oder länger, die Wurzel des Zahnes mehr gestreckt oder gedrungen, die Alveolarbucht der Kieferhöhle tiefer oder flacher ausgebildet ist, kommt der zweite Prämolaris in nähere oder entferntere Beziehungen zum Antrum; die Wurzelspitze kann den Boden der Kieferhöhle eben berühren, nur durch eine dünne Knochenlamelle davon getrennt

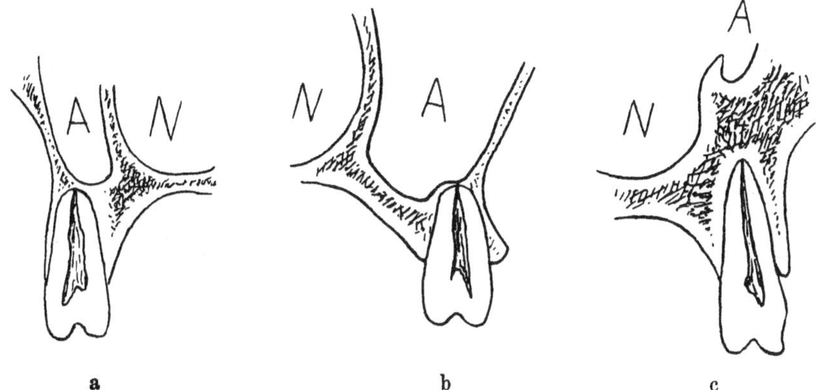

Fig. 16. Situs des zweiten Prämolaren zur Kieferhöhle.
A = Antrum. N = Nasenhöhle.
(Schematisiert nach R. Loos.)

(Fig. 16a), sie kann in die Höhle hineinragen, den Antrumboden gegen das Innere vorwölbend (Fig. 16b) oder sie kann bis zu 1 cm und darüber vom Antrumboden entfernt liegen (Fig. 16c). Der zweite Prämolar gehört daher bereits zu den Zähnen, bei deren Extraktion aus anatomischen Gründen mit der Möglichkeit einer Antrumeröffnung gerechnet werden muß.

Die zweihöckerigen Kronen der beiden Prämolaren sind häufig an beiden Berührungsflächen, mesial und distal, kariös, dadurch die ganze Krone ausgehöhlt, während ihre Wände noch stehen und einen besseren Zustand des Zahnes vortäuschen, als er tatsächlich gegeben ist; dies kann den Mindererfahrenen verleiten, bei der Extraktion etwas sorglos vorzugehen, oder doch zumindest auf die Druckfestigkeit der Zahnhalsgegend zu vertrauen. Dieses Vertrauen wird aber gewöhnlich betrogen, indem diese Zähne häufig schon frühzeitig bis tief in die Wurzel hinein morsch sind, weshalb ihre Extraktion zu den verrufenen gehört, bei denen man stets auf eine Fraktur gefaßt sein müsse. Aber gerade diese Extraktionen mißglücken sehr selten, wenn man sich nur zur Regel macht, sie von vorneherein immer als Resektionsextraktionen anzugehen, für welche sie ein besonders dankbares Feld bieten. Man kann gerade hier, zumal bei dem besonders gebrechlichen ersten Backenzahne, die Schnabelspitzen dreist hoch nach oben vorschieben, weil der verhältnismäßig weit vorspringende Alveolarkamm dies in ausgiebigem

Maße gestattet, ohne daß bei den gegebenen mechanischen Verhältnissen, namentlich wenn man den Knochen kräftig durchkneipt, eine Fraktur des Kieferkörpers zu befürchten wäre.

5. Die Extraktion des ersten und zweiten Molaren.

Die Anästhesierung dieser Zähne gelingt in Anbetracht der auch wangenwärts meist günstigen Zahnfleischverhältnisse in durchwegs befriedigender Weise nach den allgemeinen Regeln; außen kann man wegen der Enge der Mundspalte allerdings nur in horizontaler Richtung injizieren, was die Wirksamkeit jedoch nicht beeinträchtigt.

Die Molaren haben drei Wurzeln, zwei bukkale und eine palatinale; die letztere ist die stärkste und konisch geformt; von den bukkalen ist die vordere länger und stärker, dabei von vorne nach hinten plattgedrückt, die hintere schwächer und rundlich. Die Gaumenwurzel liegt nicht gegenüber der Mitte der beiden Wangenwurzeln, sondern ist etwas distalwärts verschoben; der Zahnhalsquer-

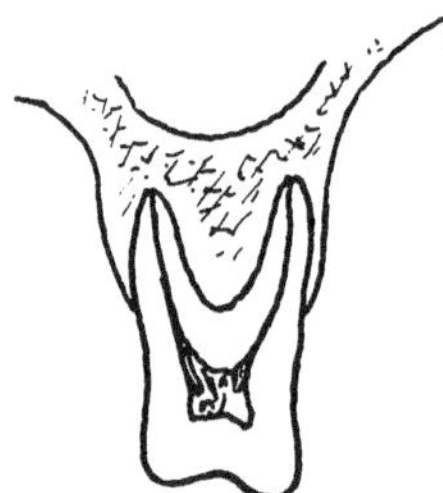

Fig. 17. Schematisches Bild des Längsdurchschnittes erster und zweiter Molaren.

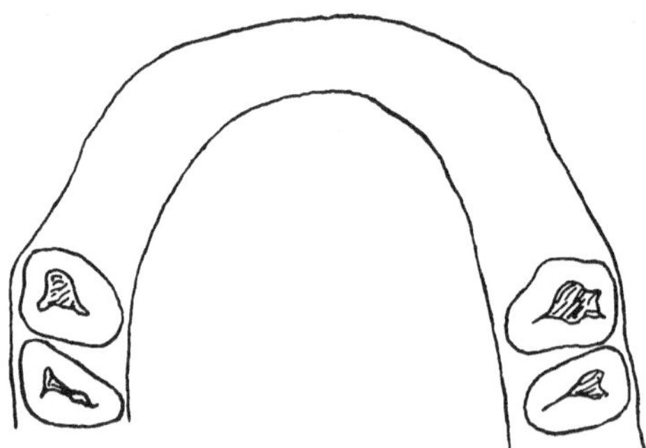

Fig. 18. Querschnitt durch den Zahnhals.

schnitt bildet daher ein unregelmäßiges, sich gaumenwärts verschmälerndes abgerundetes Viereck (Fig. 18). Auf Längsschnitten kann man die Verhältnisse des Alveolarfortsatzes studieren (Fig. 17). Man

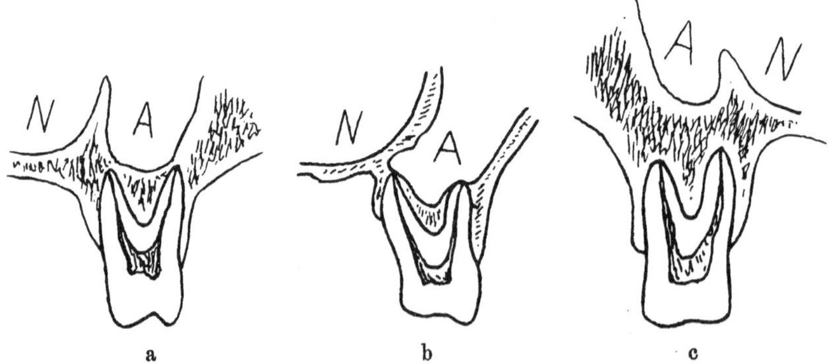

Fig. 19. Situs des ersten Molaren zur Kieferhöhle.
A = Antrum. N = Nasenhöhle.
(Schematisiert nach R. Loos).

findet im allgemeinen die Alveolenwand wangenwärts ziemlich dünn, gaumenwärts dicker, aber auch hier meist fast senkrecht aufsteigend. Bei beiden Zähnen sind die Beziehungen zum Antrum von Wichtigkeit; sie sind namentlich beim ersten Molaren häufig recht nahe, im

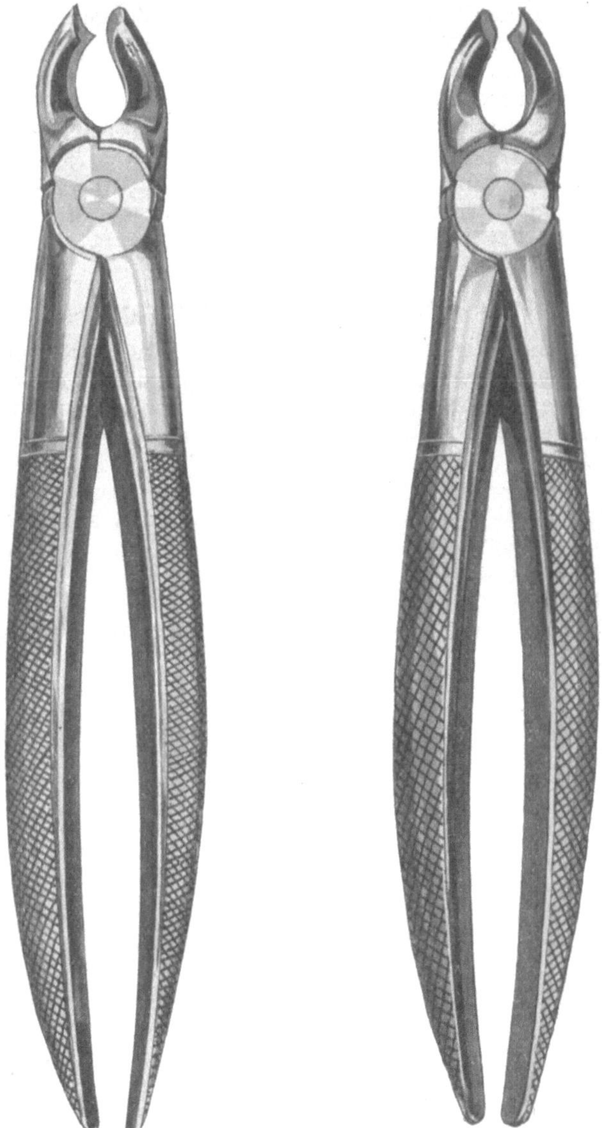

Fig. 20. Molarenzange für rechts oben. Fig. 21. Molarenzange für links oben.

übrigen noch mehr als beim einwurzeligen zweiten Prämolaren von abwechslungsreicher Gestaltung (Fig. 19a, b, c).

Zur Extraktion der beiden ersten Molaren stehen uns kräftig gebaute, sanft S-förmig geschwungene Zangen zur Verfügung (Fig. 20 und 21), deren äußere Backe in der Mitte ihres Randes in eine Spitze ausgezogen ist, welche sich beiläufig in den Winkel zwischen den beiden Wangenwurzeln einfügen soll; der Rand der inneren Backe dagegen ist hohl ausgerundet, um sich der Basis der konischen Gaumenwurzel anzuschmiegen; die letztere Zangenbacke ist zugleich etwas distal gestellt, um der Lage der palatinalen Wurzel besser zu entsprechen; aus dieser Konstruktion und der S-förmigen Krümmung der Zangen folgt, daß wir für die rechte bzw. linke Seite zwei symmetrisch verschiedene Instrumente benötigen.

Was die Extraktion selbst anlangt, so wird sie durch hebelnde Bewegungen in frontaler Richtung ausgeführt, deren erste und letzte im Hinblick auf die geringere Dicke der bukkalen Alveolenwand nach außen geht. Daß die letztere dabei häufig teilweise am Zahnhalse hängen bleibt und mitgeht, ist in der Natur der Sache gelegen und hat auch nichts weiter zu bedeuten.

6. Die Extraktion des Weisheitszahnes.

Der Weisheitszahn ist fast ringsum von einem breiten, derben Zahnfleischpolster umgeben, welches für die terminale Anästhesie besonders günstige Bedingungen bietet. Die für die Injektion unbequeme Lage des Zahnes wird dadurch teilweise wettgemacht, daß bei weitgeöffnetem Munde die Schleimhautbedeckung der Tuberositas hinter dem Zahne für einen schräg von unten nach oben gerichteten Einstich recht gut zugänglich ist. Wenn es, was meist nicht schwierig ist, gelingt, die Umgebung des Zahnes unter hohem Druck zu infiltrieren, so wird der erwartete Erfolg nicht ausbleiben.

Der dritte Molaris ist hinsichtlich Form der Krone und Wurzeln recht variabel; er kann, wie seine vorderen Nachbarn, drei, aber auch

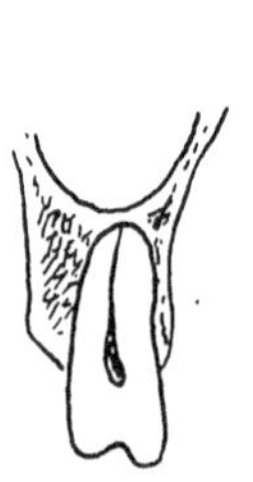

Fig. 22. Längsschnitt durch den Weisheitszahn.

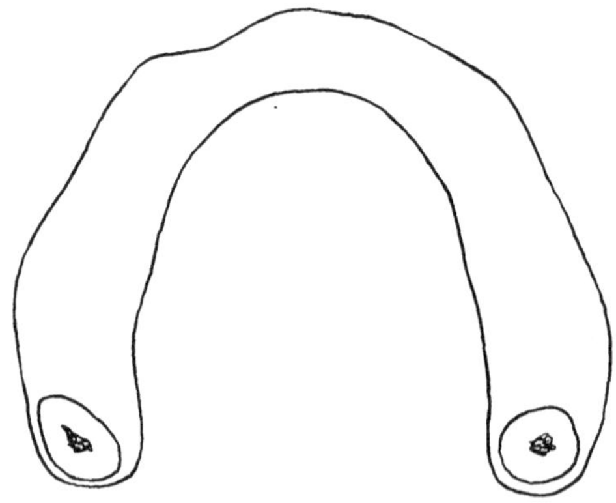

Fig. 23. Querschnitt durch den Zahnhals.

vier und fünf Wurzeln haben; meist aber sind seine Wurzeln zu einem runden Kegel verschmolzen (Fig. 22) und der Querschnitt des Zahnhalses daher annähernd kreisrund (Fig. 23). Die Alveolenwand, zumal die innere, ist oft von beträchtlicherer Stärke und das Antrum ziemlich nahe (Fig. 22).

Zur Extraktion dieses Zahnes verwenden wir gerne die Bajonettzange, die wir, wenn der Zahn stark ausgehöhlt ist, als Resektionszange gebrauchen. Sind die davorstehenden Zähne noch vorhanden und lassen sie uns überdies infolge Größe ihrer Kronen dem Weisheitszahne nicht gut beikommen, so ist oft die in Fig. 24 abgebildete, stärker gebogene Zange von Nutzen. Die Extraktion wird ebenfalls durch hebelnde Bewegungen bewerkstelligt, wobei man nicht zu energisch vorgehen darf, um nicht die Tuberositas, die sich manchmal als zartwandig erweist, zu frakturieren. Oft genügt zur Extraktion des verschmächtigten Zahnes eine einzige langsame Rotation nach außen. Wegen der notwendigen steilen Haltung der Zange muß man acht haben, daß man nicht die Unterlippe zwischen den Zangengriffen und den unteren Frontzähnen einklemmt oder gar zerquetscht.

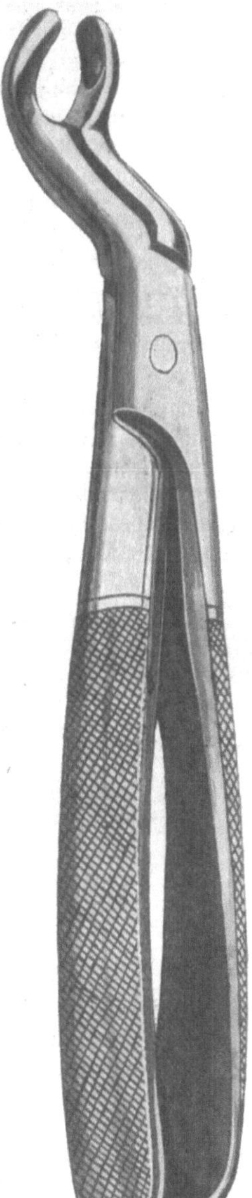

Fig. 24. Zange für schwer zugängliche Weisheitszähne.

II. Die Zangenextraktion im Unterkiefer.

1. Die Extraktion der Schneidezähne.

Zur Injektion werden die interdentalen Zahnfleischpapillen verwendet, von denen aus eine hinreichende Anästhesierung erreicht zu werden pflegt, da es sich bei der Extraktion der unteren Schneidezähne um einen recht leichten Eingriff handelt. Es sind nämlich nicht bloß die Wurzeln dieser Zähne schmächtig

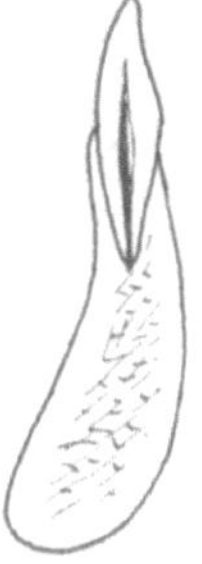

Fig. 25. Längsschnitt durch einen Schneidezahn.

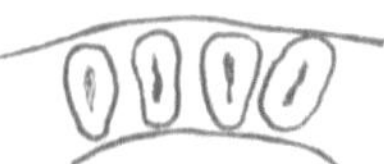

Fig. 26. Querschnitt durch die Zahnhälse der unteren Schneidezähne.

und meist ziemlich kurz, sondern auch die Alveolenwände dünn und nachgiebig; außerdem umfassen die letzteren oft nicht viel mehr als die untere Hälfte der ersteren (Fig. 25). Die Wurzeln haben eine seitlich glattgedrückte Form, so daß sich in der Höhe des Zahnhalses ein sagittalovaler Querschnitt ergibt (Fig. 26).

Die Extraktion der unteren Zähne führen wir nicht mit geraden (Schule Partsch), sondern mit im Schloß über die Kante gebogenen Zangen aus; der Schnabel bildet also mit den Griffen einen rechten oder stumpfen Winkel und läßt sich solchergestalt bequem und ohne den Einblick zu hindern an den Zangenhals adaptieren. Während wir bei Oberkieferextraktionen dem Kopf des Patienten vorteilhaft mittelst einer verstellbaren Kopfstütze einen Widerhalt geben[54], müssen wir bei Extraktionen im Unterkiefer den letzteren überdies noch fixieren, indem wir ihn mit der nichtoperierenden Hand, den Daumen auf die Schneidezähne, die übrigen Finger unter das Kinn gelegt, festhalten und so dem mit der Extraktion verbundenen Zug nach oben entgegenwirken. Um Zähne aus der linken Unterkieferhälfte zu entfernen, stellt man sich vor den Patienten, bei Operationen auf der rechten Seite des Unterkiefers dagegen muß sich der Rechtshänder hinter den Patienten postieren und denselben entweder tiefer setzen oder sich eines Schemels bedienen, um sich soweit nach vorne über den Patienten hinweg beugen zu können, daß man von vorne und oben in den Mund hineinsieht; die umgekehrten Stellungen muß der Linkshänder einnehmen; wer dagegen ambidexter ist, kann bei rechts- und linksseitigen Extraktionen vor dem Patienten bleiben.

Es ist nicht notwendig, sich für die unteren Schneidezähne eine eigene Zange anzuschaffen, da man dieselben mit der unteren Wurzelzange (Fig. 27) ebenfalls gut, oft sogar besser, entfernen kann. Diese Zange hat schmale, aber hohe und dadurch bruchfest gemachte Backen, deren Spitzen leicht ausgerundet sind und sich bei geschlossenem Zustande nahezu oder ganz berühren sollen; auch empfiehlt es sich, statt

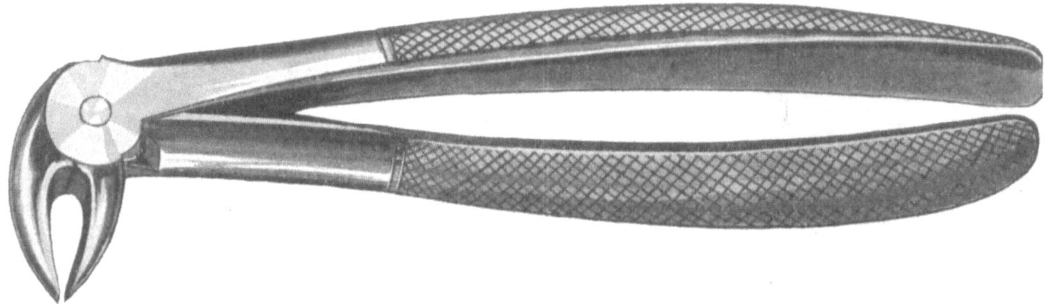

Fig. 27. Untere Wurzelzange.

der grazilen unteren Wurzelzangen, die fast nur bei locker sitzenden Wurzeln zu gebrauchen sind, ein einziges besonders stark gebautes und mit langen Griffen, die einen tüchtigen Hebelarm abgeben, versehenes Modell zu kaufen (Fig. 27), mit dem man in allen Lagen auskommt und gegebenen Falles auch etwas resezieren kann, das also eine Resektionszange für unten darstellt, wenn auch die Resektionsextraktion im Unterkiefer wegen der geringeren Ausbildung eines eigentlichen Zahnfortsatzes nicht die gleiche Bedeutung hat, wie im Oberkiefer. Was die Ausführung der Extraktion unterer Schneidezähne selbst anlangt, so ist sie mit einem kurzen Rucke nach innen und außen auch schon gemacht.

---

54. Die Firma G. Matthesius, Wittenberg, liefert an jeden Stuhl anbringbare, bewegliche Kopfstützen zum Preise von Mk. 10.—.

2. Die Extraktion des Eckzahnes.

Abgesehen davon, daß man beim unteren Eckzahn wegen der Stärke des Knochens und der Wurzel mit dem Quantum der Injektionsflüssigkeit nicht sparen und aus dem gleichen Grunde gern eine etwas längere Zeit verstreichen läßt, ehe man zur Operation schreitet, bietet die Anästhesierung dieses Zahnes nichts Besonderes.

Die untere Eckzahnwurzel ist die stärkste Wurzel des menschlichen Gebisses; sie ist flach kegelförmig, das gibt also in Zahnhalshöhe

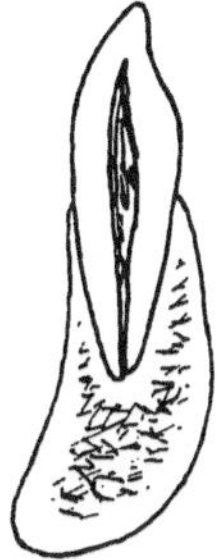

Fig. 28. Längsschnitt durch den Eckzahn.

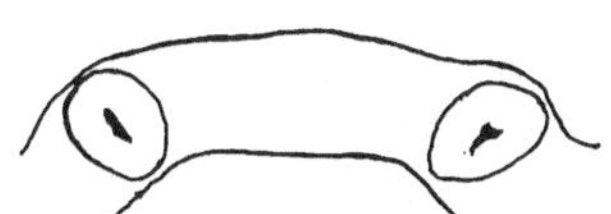

Fig. 29. Querschnitt durch den Zahnhals.

einen ovalen Querschnitt (Fig. 29); der Alveolarfortsatz hat hier schon an Stärke zugenommen, wie an Längsschnitten deutlich zu sehen ist (Fig. 28).

Die Extraktion, auszuführen mit der starken Wurzelzange, erfordert oft einen gewaltigen Kraftaufwand, daß man meinen könnte, der Kiefer müsse entzwei gehen; tatsächlich bildet die Eckzahngegend eine Prädilektionstelle für Unterkieferfrakturen, was sicherlich mit der Länge der Alveole zusammenhängt; beim Zustandekommen dieser Brüche handelt es sich jedoch um einen ganz anderen Mechanismus, so daß wir bei unseren Extraktionen hinsichtlich möglichen Kieferbruches unbesorgt sein können. Jedenfalls erleichtert man sich die Sache, wenn man den Alveolenrand etwas mitfaßt und reseziert.

3. Die Extraktion der Prämolaren.

Im Bereiche der Prämolaren ist zungenwärts die Schleimhaut manchmal so dünn, daß man zur Anästhesierung der inneren Kieferseite darauf angewiesen ist, die benachbarten Zahnfleischpapillen von außen nach innen horizontal zu durchstechen; damit pflegt man im Vereine mit der labialen Infiltration seinen Zweck zu erreichen.

Die unteren Prämolaren haben nur eine einzige Wurzel; sie ist von vorne nach hinten etwas plattgedrückt und häufig in eine, das untere Drittel oder Viertel begreifende, oft auch gegenüber dem übrigen Wurzelkörper etwas abgeknickte Spitze ausgezogen, unterhalb welcher in geringem Abstande der canalis mandibularis verläuft (Fig. 30); der Querschnitt durch den Zahnhals steht queroval (Fig. 31); die Alveolenwände sind von wechselnder, manchmal ansehnlicher Stärke, jedenfalls im Durchschnitt dicker, als bei den oberen

Backenzähnen, meist aber gegen den oberen Rand zu soweit verjüngt, daß eine Resektion von mehreren Millimetern möglich ist, was oft gerade noch genügt, um einen druckfesten Durchmesser zu erreichen.

Für die Extraktion der unteren Prämolaren ist ebensowenig als für die oberen eine eigene Zange notwendig, es ist vielmehr besser, ausschließlich die oben erwähnte kräftige Wurzelzange zu verwenden, denn die Extraktion dieser Zähne ist wegen der anatomischen Ver-

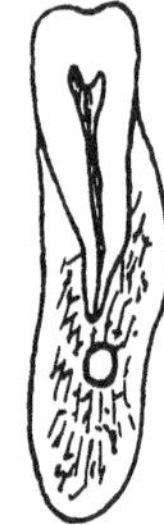

Fig. 30. Längsdurchschnitt durch einen unteren Prämolaren.

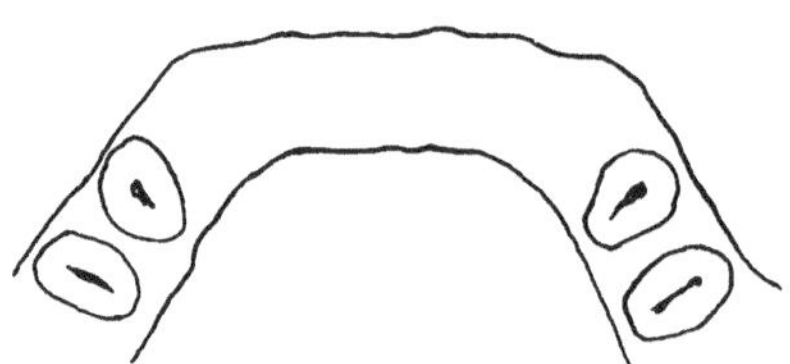

Fig. 31. Querschnitt durch den Zahnhals der unteren Prämolaren.

hältnisse — lange schmächtige, gegen das Ende verjüngte und oft abgeknickte Wurzeln, resistente Alveolenwände, dabei oft tiefe kariöse Aushöhlung — keineswegs zu den leichteren zu zählen. Namentlich ein verfrühtes seitliches Stürzen führt leicht einen Mißerfolg herbei, welch' letzterem man am besten dadurch vorbeugt, daß man mit einem vorsichtigen Hin- und Herhebeln einen konstanten Zug nach oben verbindet; dabei muß man den Mund maximal öffnen lassen, um nicht bei dem oft plötzlichen Ruck nach oben in dem Momente, in welchem der Zahn folgt, an die obere Zahnreihe anzustoßen.

4. Die Extraktion des ersten und zweiten Molaren.

Für die Anästhesierung dieser Zähne steht wangenseitig meist ein genügendes Zahnfleischpolster zur Verfügung, während zungenwärts die Schleimhaut recht dünn sein und die Injektion auch durch Einwärtsneigung der Zahnkronen erschwert sein kann, in welchem Falle man wieder zur queren Durchstechung der interdentalen Papillen seine Zuflucht nimmt oder auch sich gebogener Spritzenansätze bedienen kann; doch kommt man auch ohne die letzteren aus.

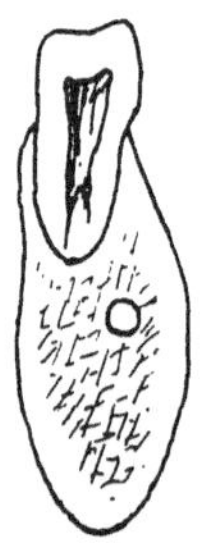

Fig. 32. Längsschnitt durch den ersten Molaren.

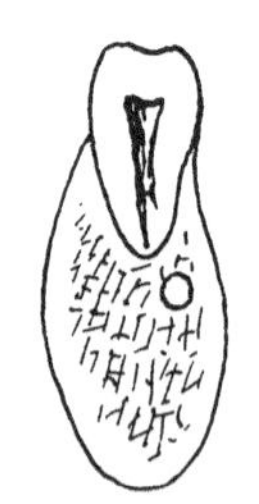

Fig. 33. Längsschnitt durch den zweiten Molaren.

Die Zähne haben je zwei kräftige plattgedrückte, oft distalwärts gebogene Wurzeln, der Zahnhals demnach die Form eines abgerundeten Viereckes (Fig. 34). Die Alveolenwände werden je weiter nach rückwärts, umso mehr verstärkt, namentlich durch die linea obliqua externa und immer kompakter; während sie entsprechend der vorderen Wurzel des ersten Molaren außen und innen noch ziemlich gleich dick sind (Fig. 32), überwiegt weiterhin

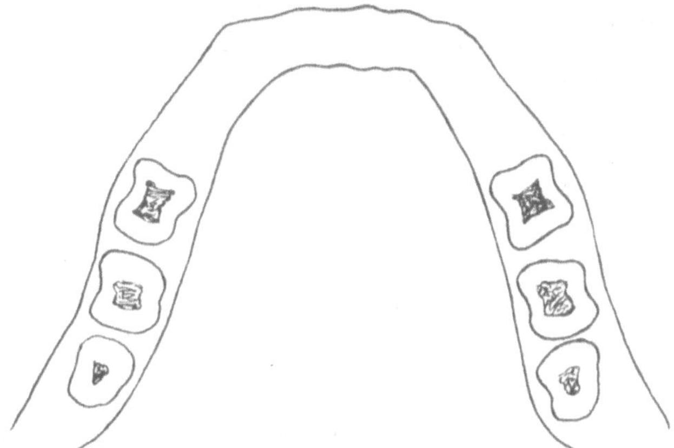

Fig. 34. Querschnitt durch den Zahnhals der drei unteren Molaren.

die äußere Wand, dagegen verjüngt sich die innere (Fig. 33), was für den Extraktionsmechanismus von Wichtigkeit ist. Der canalis mandibularis rückt allmählich dichter an die linguale Kieferwand heran, dem medial gelegenen Foramen mandibulare zustrebend.

Die für die Extraktion der unteren Molaren bestimmte Zange ist in Fig. 35 abgebildet; ihre beiden kräftigen Backen sind doppelt gekerbt mit einer Spitze in der Mitte ihres Randes, welche außen und

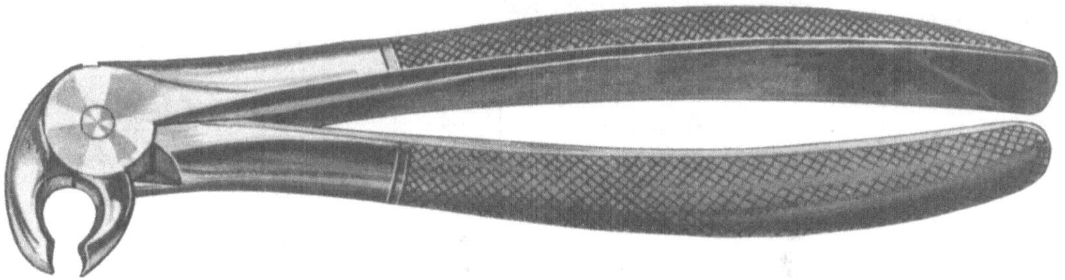

Fig. 35. Untere Molarenzange.

innen zwischen die Wurzeln eingreift. In Anbetracht des symmetrischen Baues dieser Zähne ist dieselbe Zange für beide Seiten verwendbar. Der Zahn wird erst durch hebelnde Bewegungen luxiert und dann gestürzt und zwar der erste Molar in der Regel nach außen, der zweite, bei dem die linguale Alveolenwand dünner zu sein pflegt, oft besser nach innen; man richtet sich hierbei nach dem Gefühle in der Hand, das man durch Übung erlangt.

5. Die Extraktion des Weisheitszahnes.

Bei der Anästhesierung dieses Zahnes kommt uns, analog wie im Oberkiefer, die Dicke der ihn umschließenden Gingiva zugute, welche ringsum eine pralle Infiltration ermöglicht und gute Erfolge verbürgt.

Hinsichtlich Form der Krone und Wurzeln variiert der untere Weisheitszahn ähnlich dem oberen; vielleicht noch öfter finden wir die Wurzeln in einen glatten runden Konus verschmolzeu und erhalten so einen kreisrunden Querschnitt des Zahnhalses (Fig. 34); die linea obliqua externa läßt die äußere Alveolenwand zu beträchtlicher Stärke gedeihen, wogegen die innere meist sehr verdünnt erscheint (Fig. 36).

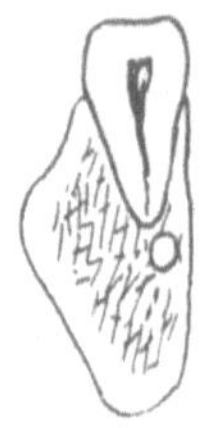

Fig. 36. Längsschnitt durch den Weisheitszahn.

Zur Extraktion ist die untere Molarenzange wegen Kleinheit des Zahnes meist ungeeignet; wir verwenden vielmehr fast konstant die Wurzelzange. Wenn der Zahn nicht dank der Verjüngung seiner Wurzel ohnedies leicht nach oben emporgehoben werden kann, so wird er in Hinblick auf den Bau des Kiefers nach innen gestürzt. Von der Extraktion dieses Zahnes mit dem Hebel, dessen Verwendung der einer Zange sehr häufig vorzuziehen ist, wird später noch die Rede sein.

Wenn wir sohin das über das Zangeninstrumentarium Vorgetragene rekapitulieren, so haben wir im Oberkiefer nur für den zentralen Schneidezahn und Weisheitszahn eigene und für die beiden ersten

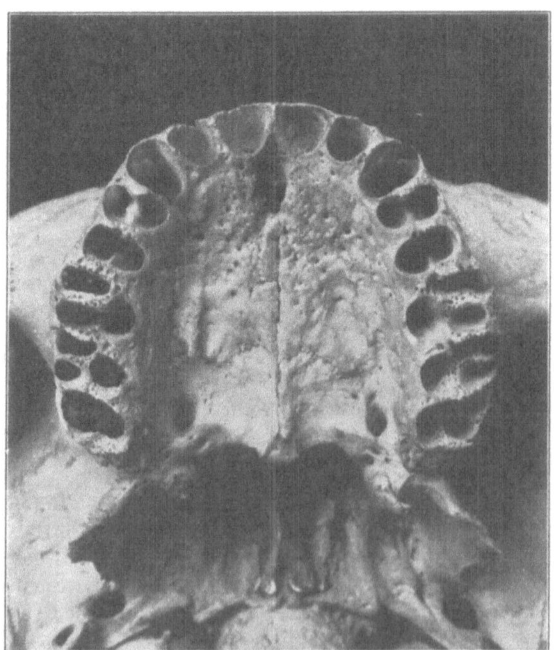

Fig. 37. Die Zahnzellen des Oberkiefers.
(Präparat des Anatomischen Institutes in Innsbruck).

Molaren zwei gemeinsame Zangen, eine für rechts und eine für links, kennen gelernt, während wir alle übrigen Zähne des Oberkiefers mit

der Resektionszange extrahieren; für den Unterkiefer benötigen wir nur eine Molaren- und eine Wurzelzange. Wir können somit für das

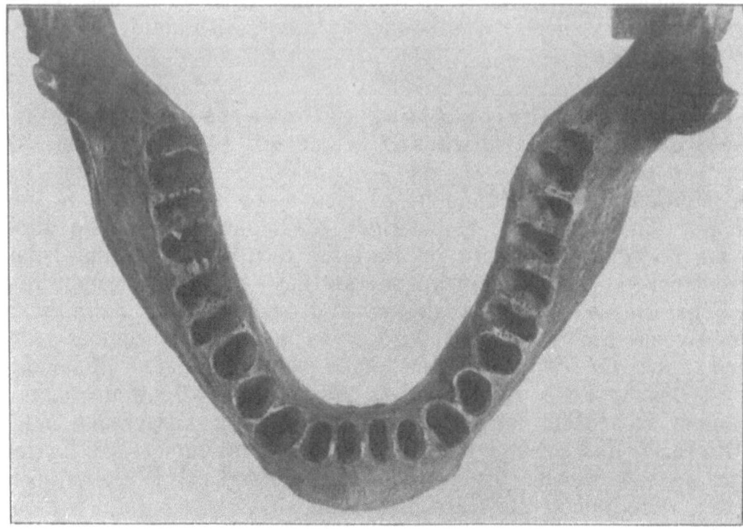

Fig. 38. Die Zahnzellen des Unterkiefers.
(Präparat des Anatomischen Institutes in Innsbruck).

ganze Gebiß mit sieben Zangen und, wenn wir die obere Schneidezahn- und Weisheitszahnzange auch noch streichen und die Resektions-

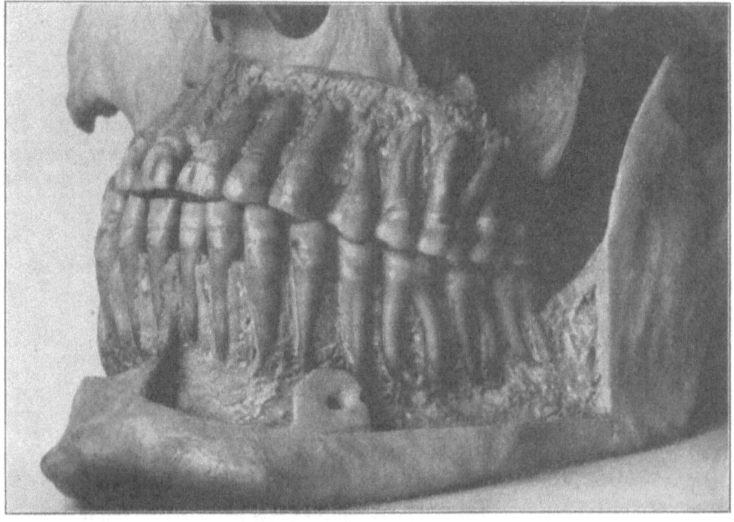

Fig. 39. Die Wurzelformen des Ober- und Unterkiefers.
(Präparat des Anatomischen Institutes in Innsbruck).

zange an ihrer Stelle verwenden, im Notfalle selbst mit nur fünf Zangen das Auslangen finden.

Wollen wir uns die Verhältnisse der Wurzeln und die Zahnhalsformen nochmals rasch vergegenwärtigen, so geben die nebenstehenden Figuren 37 und 38, die leeren Alveolen des Ober- und Unterkiefers darstellend, anschauliche Übersichtsbilder; Fig. 39 zeigt die Wurzelformen.

Bei der Extraktion stark gelockerter Zähne sieht man Anfänger den Patienten überflüssig Schmerzen bereiten, indem sie zu extrahieren beginnen, ehe sie den Zahn ordentlich in der Zange haben; in der Meinung, solche Zähne leicht ziehen zu können, wenn sie dieselben nur ein bischen an einem Ende erwischen, packen sie dieselben nicht am Zahnhalse, sondern im Bereiche der Krone, worauf beim Zusammendrücken die Zangenbacken an den schiefen Ebenen der oft konisch geformten Kronen abgleiten und zugleich der Zahn stoßartig in die Alveole hineingedrückt wird, was nicht bloß schmerzhaft ist, sondern auch für den Patienten einen deprimierenden Mißerfolg bedeutet. Das letztere ist besonders dann der Fall, wenn man dem ängstlichen Patienten vorher die Anästhesierung ausgeredet hat, mit dem Hinweise, daß er von der nur einen Moment dauernden Extraktion weniger spüren werde, als von den notwendigen Injektionsstichen zu erwarten wäre. Das Letztere hat seine Richtigkeit und wir pflegen es auch in derartigen Fällen so zu halten, vorausgesetzt ist aber dabei, daß die Extraktion tatsächlich so glatt, wie in Aussicht gestellt, verläuft. Die kunstgerechte Ausführung solcher Extraktion besteht nämlich aus zwei Akten, die man zwar unmittelbar aufeinander folgen läßt, aber doch getrennt voneinander vollzieht: zuerst faßt man den Zahn sicher und fest und ohne die geringste Lokomotion desselben, dann ein kurzer ziehender Ruck, der oft vorteilhaft mit einer Rotation verbunden wird — und der Zahn ist in schonender Weise entfernt.

Die Milchzähne kann man sämtlich mit der Bajonett- bzw. unteren Wurzelzange ziehen; verkleinerte Modelle der oberen und unteren Molarenzangen leisten allerdings bei Milchmolaren gute Dienste und wird der Spezialist ihrer nicht entraten wollen. Wir werden auf den Gegenstand noch zurückkommen.

Dritter Abschnitt.

Die pathologische Anatomie der Zähne und Kiefer in ihrer Bedeutung für den Extraktionsmechanismus.

Wir haben bisher die Zahnextraktion besprochen, wie dies sonst auch in den Lehrbüchern üblich ist, nämlich auf Grundlage der normalen Anatomie. Tatsächlich werden viele Zähne unter in dieser Richtung ganz normalen Verhältnissen gezogen, so bei der Extraktion gesunder Zähne, welche der kunstgerechten Anfertigung einer Prothese

im Wege stehen, bei der Extraktion behufs Regulierung, bei der von mancher Seite immer noch geübten systematischen Extraktion der Sechsjahresmolaren, bei der Extraktion behufs Replantation usw. Weit mehr Extraktionen werden unter zwar anatomisch nicht mehr ganz normalen, aber doch wenig oder nicht in solcher Richtung abweichenden Verhältnissen vorgenommen, daß dadurch der Extraktionsmechanismus beeinflußt würde; hieher gehören alle wegen Karies geringen oder mittleren Grades ausgeführten Extraktionen, die leider immer noch so zahlreich stattfinden, daß es erklärlich erscheint, wenn wir die Zahnextraktion hauptsächlich von normalanatomischen Gesichtspunkten aus besprochen lesen. Für die Technik der Extraktion kommt aber nicht bloß die normale, sondern auch die pathologische Anatomie der Zähne und Kiefer in Frage, natürlich ohne daß in praxi eine scharf trennende Grenze zu ziehen wäre. So haben wir dieses Kapitel schon anschneiden müssen, als wir die Resektionsextraktion als Normalverfahren bei den gebrechlichen oberen Prämolaren heranziehen mußten, Aber nicht bloß der Grad der Karies, sondern auch andere Momente sind entscheidend für die Frage, in welcher Weise die Extraktion auszuführen sei. In Verfolgung dieser sehr mannigfaltigen und mitunter komplizierten Verhältnisse gelangen wir von der Zangenextraktion zur Hebel-, Schrauben- und schließlich operativen Extraktion.

I. Pathologische Anatomie der Zähne.

1. Anomalien der Form.

Von abnormal geformten Zähnen kommen zunächst die Mißbildungen (Dentes emboliformes etc.) in Betracht; sie bieten nur dann Extraktionsschwierigkeiten, wenn sie zahlreiche und fein auslaufende Wurzeln haben. Praktisch wichtiger sind die Wurzelverkrümmungen und Varietäten, die an sonst normalen Zähnen vorkommen. Wir beobachten solche im Oberkiefer seltener an den zentralen Schneide- und den Eckzähnen, häufiger an den lateralen Schneidezähnen (distale Knickung der Spitze) und den Prämolaren; die Molaren zeichnen sich manchmal durch bedeutende Länge und gespreizte Stellung der Wurzeln aus. Im Unterkiefer kann der Eckzahn und erste Mahlzahn durch übermäßige Größe seiner Wurzeln die Extraktion zu einer Kraftleistung stempeln, während die Prämolaren öfters durch apikale Knickungen unangenehm werden. Häufig konstatieren wir an Zähnen, deren Extraktion nur mit großer Mühe gelungen war, beträchtliche Verdickungen der Wurzeln, welche auf Zementhypertrophie beruhen; nicht selten finden wir in solchen Fällen knopfartige Verdickungen um die Wurzelspitze herum, so daß man sich wundert, die Zähne ohne Fraktur zutage gefördert zu haben. Die Erklärung hiefür ist in der Elastizität der Alveolenwände gelegen, die auch bei der Extraktion stark divergierender Wurzeln zusammen mit der elastischen Verbiegbarkeit der letzteren den Erfolg ermöglicht.

2. Karies.

Am allermeisten wird die Extraktionsmethodik durch den verschiedenen Sitz und die verschiedene Tiefe der Karies beeinflußt.

Was den Sitz anlangt, so ist es namentlich die Halskaries, die uns zwingt, in besonderer Weise vorzugehen. Die so häufige Karies an der Wangenseite der unteren Molaren, ursprünglich ausgehend vom Foramen coecum, läßt die äußere Zangenbacke immer wieder in die Höhle gleiten, so daß beim Extraktionsversuche die Krone abbricht. In solchen Fällen schneidet man die im Wege stehende Krone mit einem starken Querhieb-Fissurenbohrer ab und schafft sich so Zugang zur Wurzel oder man greift zu einem Hebel.

Vorgeschrittene Tiefe der Karies kann bis zu gewissen Grenzen immer noch die Anwendung einer Zange (im Oberkiefer der Resektions-, im Unterkiefer der Wurzelzange) zulassen. Bei oberen Molaren, deren Wurzeln nur mehr durch eine dünne, beim Schluß der gewöhnlichen Molarenzange voraussichtlich einbrechende Brücke verbunden sind, faßt man mit der Resektionszange zuerst gleichzeitig die beiden rückwärtigen Wurzeln, also die hintere bukkale und palatinale, die ziemlich in der gleichen Frontalebene liegen, und drückt kräftig zusammen. Dadurch bekommt man entweder sofort beide Wurzeln heraus, oder doch eine derselben, während die andere halb luxiert in der Alveole liegen bleibt und leicht entfernt werden kann; dann führt man die eine Zangebacke in die leere Gaumenalveole ein, setzt bei schräger Drehung der Zange die andere Backe an der Außenseite der vorderen bukkalen Alveole auf und extrahiert so die vordere Wangenwurzel; das gelingt jedoch dann nicht, wenn, wie sehr häufig, die vordere Wangenwurzel dem zweiten Prämolaren eng angeschmiegt ist; dann muß man entweder auch die vordere Wangenwurzel, wenn die palatinale Alveolenwand nicht zu dick ist, frontal resezierend packen oder einen Hebel zu Hilfe nehmen. Bei analogen Verhältnissen an unteren Molaren, welche die Benützung der gewöhnlichen Molarenzange nicht mehr ratsam erscheinen lassen, aber der Wurzelzange noch hinreichenden Halt bieten, setzt man die letztere nicht in der Mitte des Zahnes an, sondern man faßt die vordere oder hintere Wurzel, je nachdem, welche von beiden weniger zerstört, also druckfester ist und extrahiert; hierbei folgt entweder die zweite sofort mit oder die Wurzeln trennen sich voneinander und die zweite erfordert für sich einen eigenen Eingriff.

Bei weiterem Fortschritt der Karies haben wir es bereits mit der

Extraktion der Wurzeln

selber zu tun. Zu diesem Zwecke sind zahlreiche Wurzelzangen konstruiert worden, die aber sämtlich überflüssig sind, da wir für untere Wurzeln in unserem früher angegebenen Instrumentarium ohnedies bereits eine geeignete Zange vorfinden, für obere Wurzeln aber uns kein besseres Instrument wünschen können, als es die Resektionszange darstellt. Je weniger Zangen wir besitzen, um so besser liegen sie uns durch den oftmaligen Gebrauch in der Hand, um so vertrauter werden wir, um so mehr leisten wir mit ihnen. Aber alles können wir, insbesondere hinsichtlich der Wurzelextraktion, mit Resektions- und unterer Wurzelzange doch nicht richten, wir bedürfen noch einer Ergänzung unserer Ausrüstung, nämlich einer Anzahl von Hebeln.

Die Hebelextraktion.

Im Laufe der Zeit sind von den verschiedensten Praktikern zahlreiche Modelle von Zahnhebeln angegeben worden, die aufzuzählen hier nicht in unserer Absicht liegt. Wir wollen nur einige wenige bewährte Typen vorführen, mit denen man das Auslangen finden kann, ohne damit sagen zu wollen, daß es nicht noch eine stattliche Reihe weiterer solcher Instrumente gäbe, die jeweils vortreffliche Dienste tun.

Einer der ältesten Hebel ist der sog. Geißfuß (Fig. 40); er besteht aus einem festen Griff mit einem kurzen Schaft, an den sich in stumpfem Winkel ein breiteres oder schmäleres ausgehöhltes Endstück ansetzt; er wird dazu verwendet, um Wurzeln aus ihrer Alveole zu stürzen, wobei man den an die Kiefer gelegten Zeigefinger der nicht operierenden Hand als Hypomochlion verwendet, während man sich durch Gegenstemmen eines Fingers der aktiven Hand davor schützt, daß man beim Druck unversehens zu weit ausfährt oder abgleitet und den Patienten verletzt. Ähnlich wirkt der gerade Hebel (Fig. 41), welcher sich in die Zwischenräume zwischen zwei Zähnen gut einführen und auch als einarmiger Hebel zum Herausstechen von Wurzeln verwenden läßt. Ein sehr brauchbares Instrument ist der Krallenhebel (Fig. 42), der, dem Thompsonschen ähnelnd, seine jetzige verbesserte Gestalt A. Schlemmer verdankt und den wir uns nur mit einem längeren und stärkeren Griffe versehen ließen, um mehr Kraft ausüben zu können. Die zwei wesentlichen Momente, auf welchen die Vorzüglichkeit dieses Instrumentes hauptsächlich beruht, welche dem Verdienste Schlemmers zuzuschreiben sind und dasselbe doch eigentlich zu etwas anderem machen, als es der Thompson'sche Hebel ist, sind die zugespitzte Krallenform des Endstückes und dessen rechtwinkelige Stellung zum Schafte, auf welch' letztere wir besonderen Wert legen, weil sie die Bewegung der Kralle und die der rotierenden Hand kongruent macht und dadurch eine genaue Kontrolle und ein sicheres Gefühl hinsichtlich der Wirkung des Hebels gewährleistet. Der Schlemmersche Krallenhebel ist eines der Instrumente, welche wir bei Extraktionen am häufigsten in die Hand nehmen und welches oft noch zum Ziele führt, wenn man schon meint, zu einer Aufmeißelung der Alveole seine Zuflucht nehmen zu müssen. Ein ebenfalls sehr altes Instrument ist der Hebel nach Lecluse (Fig. 43); er besteht aus einem massiven

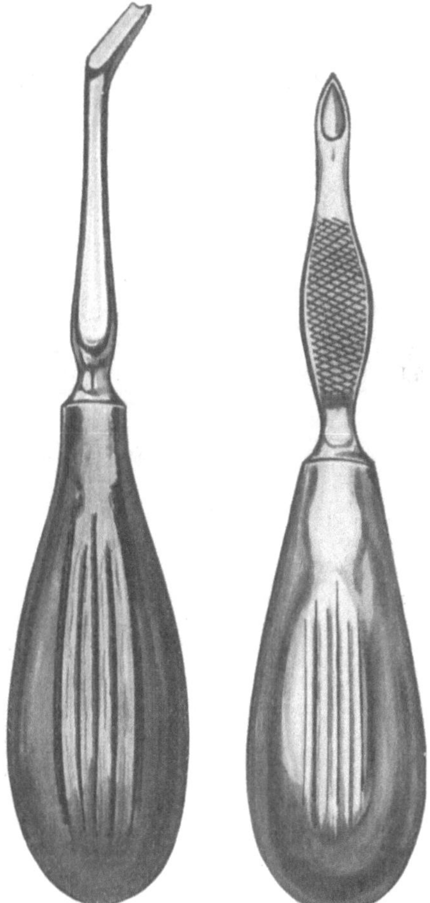

Fig. 40. Der Geißfußhebel.

Fig. 41. Der gerade Hebel. (Pfriemenhebel).

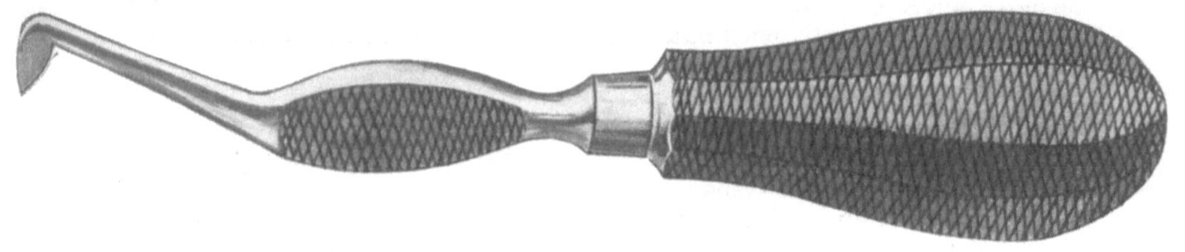

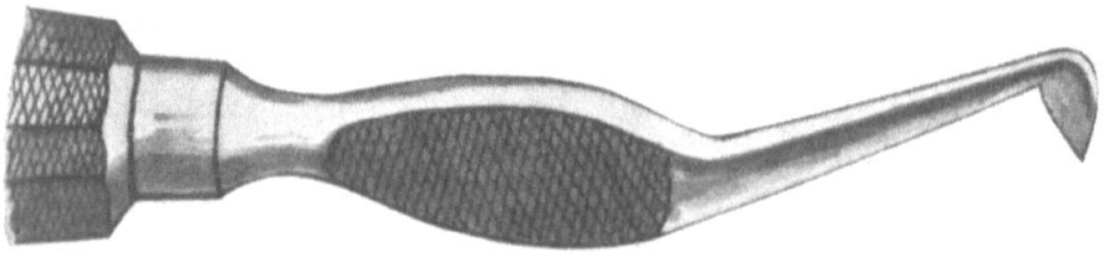

Fig. 42. Der Krallenhebel.

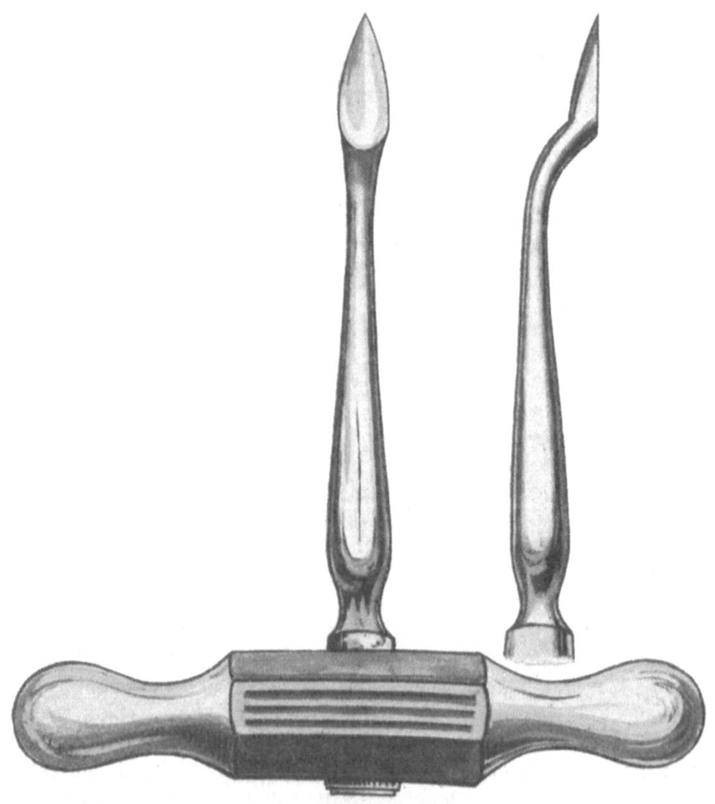

Fig. 43. Hebel nach Lecluse.

Quergriff, an welchen im rechten Winkel ein bajonettförmig gebogener, spitz endigender Schaft angesetzt ist; er dient hauptsächlich dazu, um hinter ihren vorderen Nachbarn versteckte, schwer zugängliche Weisheitszähne nach rückwärts zu luxieren. In neuerer Zeit ist ihm ein

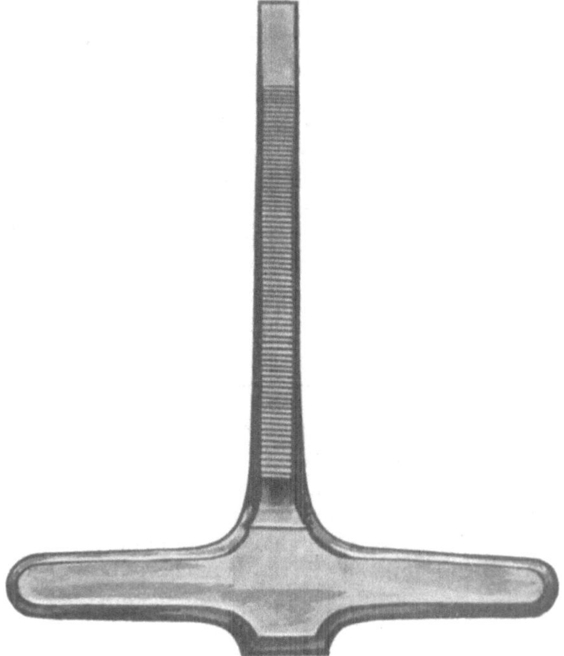

Fig. 44. Drehmeißel nach Partsch.

beachtenswerter Konkurrent im Drehmeißel von Partsch (Fig. 44) erstanden, dessen vielseitige Anwendbarkeit den alten Lecluse immer mehr verdrängt. Der Drehmeißel hat einen geraden, meißelförmig endenden Schaft und auf dem queren Bügelgriff einen Ansatz für die notwendigen Hammerschläge.

Was die Anwendung der Hebel anlangt, so sei nachdrücklich betont, daß man sich ihrer nicht erst erinnern möge, wenn eine Zangenextraktion schon zu einem Mißerfolge geführt hat, sondern daß man, wenn der Erfolg einer Extraktion, als Zangenextraktion angegangen, einigermaßen zweifelhaft ist, lieber von vornherein zum Hebel greifen soll, sowie man auch nicht erst mit dem Hebel fruchtlose Versuche macht, wenn die Sachlage eher zu einer operativen Extraktion drängt. Dies gilt nicht bloß für die meisten Wurzelextraktionen, sondern insbesondere für den unteren Weisheitszahn, wenn dessen vordere Nachbarn noch stehen, auch wenn er selbst noch nahezu intakt ist; viele Autoren, so Williger u. a. erklären mit Recht für den unteren Weisheitszahn die Hebelextraktion als das Normalverfahren. Wird hiezu der Lecluse verwendet, so trachtet man mit dessen Spitze, die flache Seite derselben nach hinten gewendet, möglichst tief hinter der letzten Interdentalpapille einzudringen und mittelst einer zu sich gerichteten Drehbewegung den Zahn zu lockern, was durch die elastische Nachgiebigkeit der hinter dem Zahn befindlichen Spongiosa möglich ist.

In ungünstig gelegenen Fällen bietet der Drehmeißel gegenüber dem Lecluse zwei Vorteile; erstlich läßt er sich durch einen Hammerschlag in das Zahn- bezw. Wurzelseptum eintreiben, also tiefer unter den Zahnhals vorschieben, wobei oft einige Millimeter für den Erfolg schon ausschlaggebend sein können; sodann ist beim Drehmeißel, weil er vorne nicht wie der Lecluse spitz zuläuft, sondern quer abgestutzt ist, der Effekt der Drehbewegung ein ausgiebigerer. Hierauf möchten wir einen besonderen Wert legen; die eine Ecke der Kante des Drehmeißels bohrt sich in den zu extrahierenden Zahn oder eine tief sitzende Wurzel fest ein und fördert das schier unzugänglich scheinende Objekt in einer oft geradezu elegant zu nennenden Weise zutage.

Im übrigen wollen wir die Technik der Hebelextraktion hier, um Wiederholungen zu vermeiden, nicht weiter beschreiben, weil wir auf ihre Anwendung im Verlaufe unserer Erörterungen noch mehrfach zurückkommen werden.

Die Schraubenextraktion.

Eines anderen Instrumentes müssen wir jedoch noch Erwähnung tun, nämlich der Wurzelschraube.

Sie wurde von Serre erfunden und von Carabelli u. a. mehrfach modifiziert. Wir bedienen uns des in Fig. 45 abgebildeten Modells. Dasselbe weist zwei parallel nebeneinanderlaufende Windungen auf und endet dementsprechend mit zwei Spitzen. Der zierliche Schaft ist in zwei Handhaben umgebogen, in welche bei den Traktionen zwei Finger eingehakt werden; der die ersteren verbindende Bügel, den wir zur Vermehrung der Stabilität anbringen ließen, läßt das Instrumentchen auch beim Einschrauben sicherer fassen. Der Ansicht Scheff[44], daß der Schraube nur ein historischer Wert beizumessen sei, wird mit gutem Grunde opponiert. Sie leistet vielmehr, wenn es darauf ankommt, Wurzeln mit möglichster Schonung der Alveole zu entfernen, recht schätzbare Dienste. Dies ist z. B. der Fall, wenn tief ausgehöhlte obere Schneide- und Eckzahnwurzeln behufs Anfertigung einer Prothese beseitigt werden müssen. Aus kosmetischen Gründen ist es hier wünschenswert, um die Zähne nicht zu schief aufstellen zu müssen und doch die Zuhilfenahme künstlichen Zahnfleisches bei schmaler Oberlippe umgehen zu können, daß der Resorption des Alveolarfortsatzes nach der Extraktion und der narbigen Schrumpfung des Zahnfleisches möglichst vorgebeugt werde. Während beides nach Anwendung der Resektionszange in erheblichem Grade die Anbringung eines günstig aussehenden Ersatzes erschweren kann, gewinnen wir durch den Gebrauch der Schraube, wobei wir vom Knochen nichts resezieren und das Zahnfleisch nicht verletzen, eine weit vorteil-

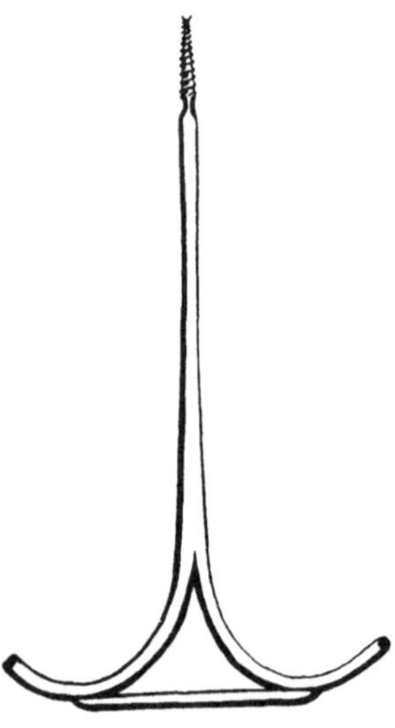

Fig. 45. Die Wurzelschraube.

haftere Basis für die Aufstellung der Zähne. Auch wo die Alveolenwände normaler oder abnormer Weise besonders dick sind, können wir den dadurch bedingten Schwierigkeiten der Resektion mittelst der Schraube ausweichen und an die Stelle einer schwereren Knochenverletzung eine nur geringfügige Weichteilwunde setzen; dies ist bei Antrumnähe manchmal nicht nebensächlich. Dabei ist der mit einer Bohrmaschine ausgerüstete Spezialist keineswegs bloß an Wurzeln mit runden Kanälen gebunden, da er sich mittelst eines flammenförmigen Kanal- oder auch mit einem gewöhnlichen Rosenbohrer die Wurzel in geeigneter Weise ausbohren kann.

Die Schraube wird in der Weise angewendet, daß man sie in den eventuell künstlich erweiterten Wurzelkanal einschraubt, bis sie festsitzt, und dann, Zeige- und Mittelfinger in die Handhaben einhakend und den Daumen gegen den Alveolarfortsatz oder benachbarte Zähne anstemmend, durch allmählich kräftiger werdende Traktionen, mit denen man leicht hebelnde Bewegungen verbinden kann, die Wurzel aus der Alveole löst. Speziell weiter in den Gaumen hineingeschobene palatinale Wurzeln oberer Molaren, die tief unter dem Niveau des Zahnfleisches vergraben liegen und für die Resektion wenig oder gar nicht geeignet sind, lassen sich mit der Schraube manchmal spielend entfernen; ebenso nützlich kann die Schraube werden, wenn eine schon vor längerer Zeit kronenlos gewordene Wurzel zwischen zwei Zähnen steckt, deren Kronen sich auf Kosten der zwischen ihnen bestehenden Lücke gegeneinander geneigt haben und so die Adaptierung einer Zange verhindern. Wir betrachten daher die Schraube als nicht bloß für den Spezialisten, sondern auch für den praktischen Arzt empfehlenswerte Ergänzung seines Instrumentariums.

Beispiel: Anfangs 1904 wurde mir von auswärts ein Patient überwiesen, welcher, nachdem er fünf Tage gelitten und auch die Nächte vor Schmerzen nicht hatte schlafen können, den Arzt aufgesucht hatte, um sich den tiefkariösen lateralen Schneidezahn links oben extrahieren zu lassen; die Extraktion war aber nicht vollständig gelungen, sondern die Wurzel hoch oben abgebrochen. Bei der Untersuchung ergab sich folgender Befund: Zentraler Schneide- und Eckzahn sind einander stark genähert; zwischen beiden die Alveole des lateralen Schneidezahnes, in welcher hoch oben die abgebrochene Wurzel sitzt; Schneide- und Eckzahn sind beide gelockert, besonders der letztere nach vorne beweglich; man hat den Eindruck, als ob eine Längsfraktur von dessen Alveole vorläge; periostitische Schwellung bereits vorhanden. Nach Injektion von 1% Kokain-Adrenalin (ziemlich starkes Herzklopfen, gute Anästhesie) läßt sich die Wurzel zwar luxieren, plötzlich aber schlüpft sie in die Alveole zurück; nun wird die feinste von drei Wurzelschrauben in den Wurzelkanal eingebohrt, bis sie festsitzt, und unter kräftigem Zug mit jähem Ruck der ansehnliche Wurzelrest entfernt.

Extraktion kariöser Milchzähne.

Bei der Extraktion kariöser Milchzähne kommt nicht allein die Herabsetzung der Druckfestigkeit in Betracht, welche sie von oben her durch die Karies der Kronen erleiden, sondern auch die Schwächung von unten und die Veränderungen an der Form der Wurzeln, welche auf die Usurierung seitens des Resorptionsorganes zurückzuführen sind; denn in der späteren Zeit des Bestandes der Milchzähne, wo sie bereits tiefer kariös sind, haben die Keime der Ersatzzähne in der Regel auch schon einen größeren Teil ihrer Wanderung zur Oberfläche zurückgelegt und sich mittelst des Resorptionsorganes auf Kosten der Milchzahnwurzeln einen Weg gebahnt. Durch diese Konsumption von oben und unten werden die Milchzähne immer gebrechlicher und die Gefahr immer größer, sie beim Versuche einer Extraktion mit der Zange zu zerbrechen. Dazu kommt, daß wir bei den ängstlichen Kindern den Akt der Extraktion rasch und mit einem einmaligen Griffe beenden müssen, denn ein zweites Mal lassen uns die kleinen Patienten ohne Kampf nicht herankommen. Durch letzteren Umstand wird auch die Anwendbarkeit der lokalen Schmerzbetäubung in der Kinderpraxis erheblich eingeschränkt, obwohl gerade hier die anatomischen Verhältnisse für eine tiefgreifende Infiltration und Diffusion durch die Porosität des Knochens bei noch dünner Kompakta besonders günstige wären und man meist mit einem halben Kubikzentimeter Injektionsflüssigkeit für eine tadellose Anästhesierung ausreicht; aber nachdem sie den Einstich gespürt, sträuben sich die Kleinen oft mit Händen und Füßen gegen weitere Eingriffe und glauben uns trotz der schönsten Injektion nicht, daß sie nun nichts mehr spüren würden. Man hat dann den Zahn anästhesiert und muß ihn erst sitzen lassen. Um dieser ärgerlichen Eventualität zu entgehen, bleibt oft nichts übrig, als auf die Anästhesie zu verzichten, damit das Kind für die ausgestandenen Ängste und Schmerzen doch wenigstens durch einen positiven Erfolg entschädigt werde. Wir sprechen hier nicht von den lockeren Milchzahn-

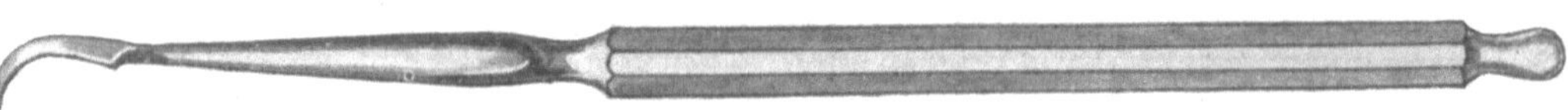

Fig. 46. Zahnsteinsichel.

kronen, die man den ahnungslosen, das kleine Mäulchen „nur zur Untersuchung" weit aufsperrenden Lieblingen unversehens mit dem Finger eindrückt, sondern speziell von den chronisch periostitischen, fistelnden Milchmolaren. Viele derselben kann man mit der oben erwähnten verkleinerten Molarenzange in e i n e m Zug extrahieren, auch wenn sie noch ziemlich festsitzen; sind sie schon stärker gelockert, so kann man oft mit dem Geißfußhebel in die Bifurkation zwischen den Wurzeln eindringen und die Zähne rasch nach innen stürzen; bei noch mehr gelockerten oberen Milchzähnen, deren Wurzeln schon stark resorbiert sind, hakt man die Zahnsteinsichel (Fig. 46) in den oberen Kronenrand ein und trennt sie mit einem Rucke von ihrer Unterlage.

Recht schwierig kann sich die Extraktion von M i l c h m o l a r e n r e s t e n gestalten, welche zwischen bereits durchgebrochenen Prämolaren stehen geblieben sind; sie sind nicht bloß oft an sich fest eingekeilt und wegen des schmalen Zwischenraumes schwer zugänglich, sondern haben überdies infolge seitlicher Usurierung durch das Resorptionsorgan, welches bei paraxialem Durchbruch[55] die Wurzelspitze verschonte, in ihrer Mitte einen verjüngten Querschnitt, während sie gegen das apikale Ende wieder dicker werden; sie brechen bei forcierter Extraktion dann leicht ab und der knotige apikale Anteil bleibt, hinter der kolbigen Prämolarenkrone eingeklemmt, zurück. Hier ist es schon von großem Vorteil, wenn die Extraktion, für welche sich der g e r a d e H e b e l (P f r i e m e n h e b e l nach S c h l e m m e r, Fig. 41) gut eignet, in lokaler Anästhesie ausführen kann; zum Glück handelt es sich in diesen Fällen

---

55. Vgl. B. M a y r h o f e r: Stomatologische Demonstrationen für praktische Ärzte. III. Heft. Dentitionskrankheiten II. Die Pathologie und Therapie des Zahnwechsels in ihrer Bedeutung für den Hausarzt und Kinderarzt. II. Teil: Prophylaxe und Therapie. G. Fischer, Jena 1911.

zumeist um doch schon etwas größere und dementsprechend verständigere Kinder, die für einen in Ruhe vollzogenen Eingriff zu haben sind.

II. Pathologische Anatomie der Kiefer.

Die praktische Bedeutung, welche die pathologische Anatomie der Kiefer für den Extraktionsmechanismus hat, liegt in der Hauptsache in den Knochenusuren, welche durch die apikalen Granulationen infizierter Zähne und Wurzeln zustande kommen. Je nach Größe und Sitz nehmen diese Granulationen einen wesentlichen Anteil an der Lockerung, bzw. Zerstörung der Verbindungen zwischen Knochen und Kiefer und beeinflussen dadurch die Technik der Zahnextraktion. Schon für die Lokalanästhesie sind sie, wie wir oben gesehen haben, von großer Bedeutung, und zwar teils förderlich, indem sie die natürlichen Bahnen für die Infiltration und Diffusion vom Zahnfleisch zum Innern der Alveole verbreitern und neue Wege erschließen, teils abträglich, wenn vorhandene Fistelbildungen die Injektionsflüssigkeit entweichen und den notwendigen Injektionsdruck nicht zustande kommen lassen. Die

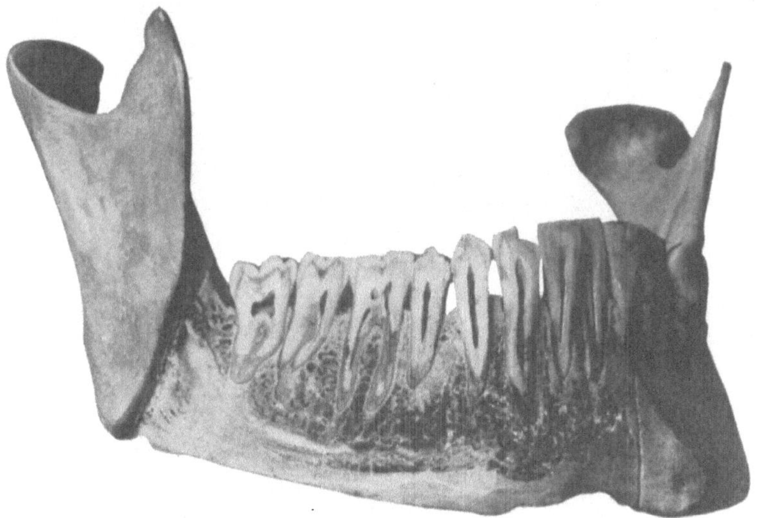

Fig. 47. Sagittalschnitt durch den Unterkiefer.
Starkes Wurzelseptum des ersten Molaren, dessen kolbig verdickte Wurzelenden konvergieren; beim zweiten und dritten Molaren werden die Wurzelsepten von den apikal vereinigten Wurzeln vollständig umschlossen.
(Präparat des anatomischen Institutes in Innsbruck.)

Extraktion selbst aber wird durch diese Usuren wesentlich erleichtert, manche Zähne mit stark verkrümmten Wurzeln können überhaupt nur auf Grund dieses Knochenschwundes ohne Fraktur aus der Alveole entwickelt werden, insbesondere bei vorhandener Zementhypertrophie. Auf diese Weise gelangt man in den Besitz von Zahnpräparaten, bei deren Betrachtung man nicht genug darüber staunen könnte, daß sie ohne Wurzelfraktur gewonnen werden konnten, wenn man nicht wüßte, wie es in der Tiefe der Alveole chronisch kranker Zähne oft aussieht, in wie ausgedehntem Maße hier der Knochen durch diese gefräßigen

Granulationswucherungen substituiert sein kann, so daß die krummen Wurzeln größtenteils nur mehr von diesem quatschigen Gewebe umgeben sind und längst nicht mehr in festem Knochen stecken; namentlich die Wurzelsepten mehrwurzeliger Zähne, die durch die Stärke ihrer Entwickelung oft nur mit großer Kraftanstrengung überwindbare Extraktionshindernisse abgeben, sind meistens zum großen Teile aufgelöst, denn nur ganz im Anfang der Entwicklung können die einzelnen Wurzeln solcher Zähne ihre eigenen separierten Usuren um den Apex haben, später konfluieren die Granulome miteinander, was hauptsächlich auf Kosten der zwischen den einzelnen Wurzeln befindlichen Knochensepten stattfindet. Dies bedeutet für die Chancen der Extraktion namentlich dann einen großen Unterschied, wenn die Wurzeln gebogen sind und gegen die Spitze zu konvergieren, so daß es bei normalen anatomischen Verhältnissen (Fig. 47) unbedingt notwendig ist, diesen den Zahn zurück-

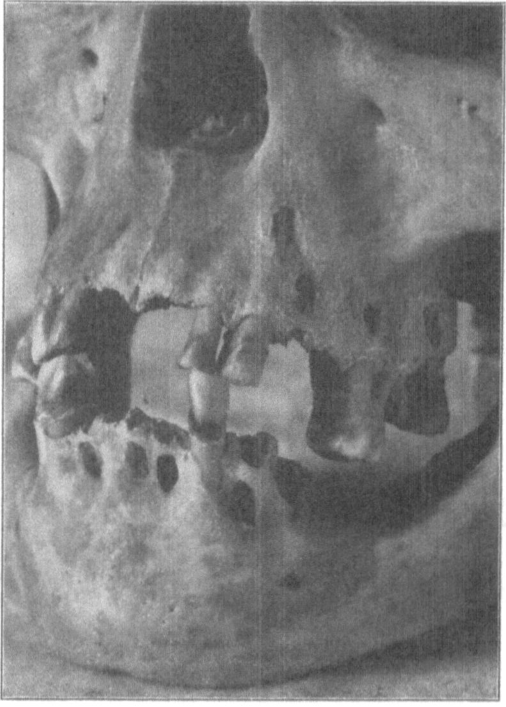

Fig. 48. Zahlreiche Granulom-Usuren in der fazialen Alveolenwand. (Präparat des anatomischen Institutes in Innsbruck.)

haltenden Riegel abzubrechen bzw. abzureißen, was bei der großen Zugfestigkeit des Knochens die Extraktion zum mindesten wesentlich erschwert und verzögert, welch letzterer Umstand zu voreiligem Stürzen mit unausbleiblicher Wurzelfraktur verleiten kann.

Wenn die Usur nicht bloß im Innern des Knochens sitzt, sondern auch die Kortikalis durchbrochen hat, dann kann man am mazerierten Schädel (Fig. 48) die Wurzelspitzen durch das Loch in der Alveolenwand sehen oder die Wurzeln sind gar, nur von Schleimhaut bedeckt, bis zur Spitze von Knochen entblößt (Fig. 49) und man kann leicht ermessen, welch bedeutende Erleichterung der Extraktion aus solchen pathologischen Bildungen resultiert; andererseits erklärt sich aus solchen Bildern, wie

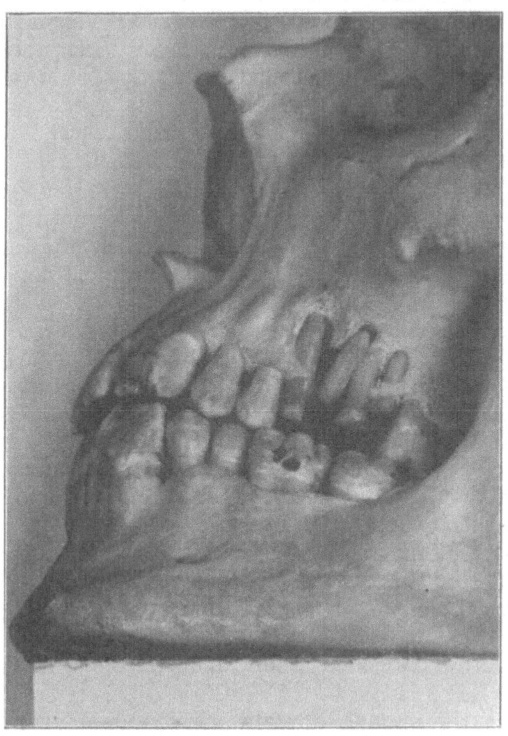

Fig. 49. Durch faziale Knochenusur bis zur Wurzelspitze freigelegte, nur von Schleimhaut bedeckte Wurzeln.
(Präparat des anatomischen Institutes in Innsbruck.)

leicht es möglich ist, daß bei der Extraktion oberer, seltener unterer Molaren ein Teil der fazialen Alveolenwand am Zahne hängen bleibt, da doch die dünne, dem Zahnhalse benachbarte Knochenspange schon einem geringen Drucke nachgeben muß.

III. Pathologisches Verhältnis zwischen Zahn und Kiefer.

Nachdem die Beziehungen zwischen dem zu extrahierenden Zahne und den ihn unmittelbar umgebenden Knochen einen wesentlichen Faktor für den jeweiligen Extraktionsmechanismus bilden, versteht es sich von selbst, daß hier Abweichungen von der Norm einen ausschlaggebenden Einfluß besitzen.

Dies betrifft zunächst die ligamentösen Verbindungen zwischen Zahn und Alveole, also die Wurzelbeinhaut. Während dieselbe normalerweise eine recht straffe, nicht so leicht zerreißbare Verbindung beider Teile herstellt, erfährt diese Verbindung durch verschiedene pathologische Vorgänge eine geringere oder stärkere Lockerung. Hierbei spielen teils akute (Periodontitis, Periostitis, traumatische Luxation, Separation, Regulierung), teils chronische Prozesse (Alveolarpyorrhoe) eine Rolle. Es braucht nicht näher ausgeführt zu werden, daß alle diese Prozesse im Sinne einer Erleichterung der Extraktion wirken. Das Gegenstück hierzu ist in der knöchernen Verwachsung zwischen Wurzel und Alveole gegeben, die aber infolge ihrer übergroßen Seltenheit praktisch gar nicht in Betracht kommt. Wenn uns auch häufig Patienten, die bei früheren Extraktionen Pech gehabt haben, erzählen, daß bei ihnen die Zähne mit dem Kiefer „verwachsen" seien, so wissen wir zur Genüge, was wir davon zu denken haben.

Relativ oft konstatieren wir, daß die Alveole den Zahn nicht mehr normal bis gegen den Zahnhals hin umschließt, sondern die Wurzeln mehr oder weniger unbedeckt läßt. Dieses Mißverhältnis kann sowohl dadurch zustande kommen, daß der Zahn selbst aus der Alveole heraustritt (Längerwerden der Zähne bei fehlenden Antagonisten[56]), als auch durch Zurückweichen des Alveolenrandes (Altersschwund, Alveolarpyorhroe, Schwund der Alveole nach Extraktion der Nachbarzähne). Im allgemeinen wird hiedurch die Befestigung des Zahnes geschwächt, doch ist dies namentlich beim Längerwerden der Zähne oder nach Extraktionen in der Nachbarschaft nicht immer der Fall; so habe ich beispielsweise einen unteren Prämolaren, dessen Nachbarn und Antagonisten fehlten und der nur noch mit dem apikalen Viertel seiner Wurzel im Knochen steckte, unbeweglich fest sitzen gesehen.

Der abnorm starken Wurzelsepten und ihrer Umfassung durch gekrümmte Wurzeln, was mit Zementhyperplasie kompliziert sein kann, haben wir schon bei anderer Gelegenheit Erwähnung getan.

Das Verhältnis zwischen Zahn und Alveole wird auch geändert, wenn ein Nachbarzahn vor längerer Zeit gezogen wurde, wodurch der Extraktionsmodus oft ein ganz anderer wird. Durch das Schwinden der Alveole des gezogenen Zahnes wird nämlich auf dieser Seite auch die Alveolenwand des Nachbars geschwächt, wodurch wir in die Lage versetzt werden, in für eine Zangenextraktion minder günstigen Fällen mit Vorteil gleich zum Hebel zu greifen. Das machen wir uns namentlich bei den gebrechlichen unteren Prämolaren oder ihren Wurzeln gern zunutze, indem wir sie gegen die Extraktionslücke hin stürzen. Hier leistet der Krallenhebel oft vorzügliche Dienste, wobei wir die Spitze der Kralle nicht gegenüber dem Zentrum einer ausgehöhlten Wurzel, sondern mehr lippenwärts, wo wir einen druckfesteren Durchmesser zur Verfügung haben, ansetzen (Fig. 50). In analoger Weise gehen wir aber nicht bloß bei der Extraktion tief kariöser Wurzeln, sondern auch ganzer Zähne vor, sei es auch, daß wir mit dem Hebel nur eine Luxierung des Zahnes beabsichtigen, um die Extraktion mit der Zange zu beenden.

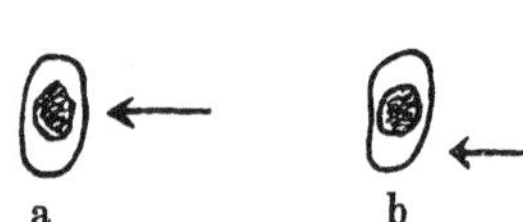

Fig. 50. Tiefausgehöhlte Prämolarwurzel, von oben gesehen (schematisch). a = falsche, b = richtige Position der Krallenspitze.

Ein abnormes Verhältnis zwischen Zahn und Kiefer besteht ferner bei den Stellungsanomalien, speziell den Stellungsfehlern im einzelnen Zahnbogen. Gaumenwärts außer der Reihe stehende Backenzähne soll

56. O. Loos: Über die Ursachen des sog. Längerwerdens der Zähne bei fehlenden Antagonisten. Straßburg 1909.

man, wenn nicht reguliert wird, grundsätzlich niemals konservativ behandeln, sondern extraktieren, weil der zwischen den im Dreieck aneinandergepreßten Zähnen befindliche Retentionsraum alle drei Zähne gefährdet und man daher besser den einen zum Kauakt ohnedies unnützen perversen Gaumenzahn opfert, als mit der Zeit alle drei Zähne zu verlieren. Man lockert den Zahn mit einem Hebel (Geisfuß) und extrahiert ihn dann mit der Bajonettzange, resp. unteren Wurzelzange; ein „Verwachsensein" der Wurzeln, das die Patienten gern als Argument gegen unseren Extraktionsvorschlag ins Treffen führen, ist nicht zu befürchten. Bei labial außer der Reihe gewachsenen Zähnen ist die äußere Alveolenwand sehr dünn und die Entfernung der ersteren daher mit Hebel oder Bajonettzange leicht auszuführen.

Eine eigene Erwähnung verdient die Extraktion hochstehender Eckzähne, weil sie manchmal für besonders schwierig gehalten wird; wenigstens sind uns wiederholt solche Extraktionen mit dieser Begründung konsiliariter überwiesen worden. Es ist allerdings in der Regel unmöglich, solche Zähne zu extrahieren und eine Fraktur nicht ausgeschlossen, wenn man die Krone in der Frontalebene anfaßt, weil man so mit der inneren Zangenbacke nicht hoch genug kommen kann; man muß vielmehr, falls man solche Zähne mit der Bajonettzange entfernen will, die letztere so ansetzen, daß man die Schnabelenden vorne oder hinten unter das Zahnfleisch eindrängt und den Zahnhals in seinem mesiodistalen Durchmesser faßt, worauf man mit einigen Rotationen den Zahn leicht luxiert; oder man arbeitet sich mit dem geraden oder Geisfußhebel zwischen der Gaumenfläche der Eckzahnkrone und den anstoßenden Zähnen (lateraler Schneidezahn und erster Prämolar) hinein und drängt den Eckzahn lippenwärts, wobei er oft plötzlich aus seinem Lager herausspringt.

Mit der Kaufläche nach der Wange stehende obere Weisheitszähne folgen unter Verwendung der in Fig. 24 abgebildeten Zange spielend einer Rotation nach außen, denn sie haben immer eine verkümmerte konische Wurzel.

Schon schwieriger ist die Beseitigung horizontal gegen den aufsteigenden Kieferast hin liegender unterer Weisheitszähne, die, wenn man ihnen mit dem Drehmeißel nicht beikommen kann, operativ angegangen werden müssen.

Das gleiche gilt für zur Extraktion bestimmte retinierte Zähne; am ehesten gestatten noch derartige Eckzähne, die in mittleren Jahren plötzlich im Gaumen erscheinen, eine Zangenextraktion; solange sie noch keinen ordentlichen Angriffspunkt geben, verringert man durch mehrmaliges Abschleifen der Krone die Beschwerden des Patienten; allmählich wachsen sie weiter, so daß man beiläufig an den Zahnhals herankommen und mit Rotationen und Hebelungen die Exstraktion vollziehen kann.

Vierter Abschnitt.

Die operative Extraktion.

Eine operative Extraktion führen wir dann aus, wenn wir mit Zange, Hebel und Schraube nicht mehr das Auslangen finden, sondern die Extirpation des erkrankten Organs mittelst eines dem Einzelfalle angepaßten, daher variablen chirurgischen Eingriffes vornehmen.

Ein häufiger Anlaß für operative Extraktionen ist dadurch gegeben, daß der Versuch, einen Zahn mit der Zange zu entfernen, mißglückt und ein Wurzelstück zurückbleibt; mit der Therapie dieser Extraktionsfrakturen werden wir uns später noch eingehend zu beschäftigen haben. Hier ist es uns, indem wir der operativen Extraktion einen eigenen Abschnitt widmen, u. a. darum zu tun, ausdrücklich darauf hinzuweisen, daß dieses Verfahren nicht allein dazu da ist, um mißlungene Zahnextraktionen nachträglich noch zu einem gedeihlichen Abschlusse zu bringen, sondern daß ihr vielmehr der Rang eines selbständigen Operationsverfahrens gebührt, welches bei allen uns aufgegebenen Extraktionen, die, als Zangenextraktion ausgeführt, eine zweifelhafte Prognose geben, von vorneherein in Erwägung zu ziehen und, wenn es indiziert erscheint, auch von vorneherein anzuwenden ist.

Wenn sich auch die operative Extraktion von der Zangenextraktion im allgemeinen dadurch abgrenzt, daß wir zu ihrer Ausführung außer Zange und Hebel noch andere Instrumente benötigen, so ist es doch in der Natur der Sache gelegen, daß sich eine strenge Grenze zwischen beiden nicht ziehen läßt. So werden wir beispielsweise, wenn wir bei besonders straffem Zahnfleische, um die Resektionszange leichter hochschieben zu können, zuvor Längsinzisionen ins Zahnfleisch machen, dies noch nicht zu den operativen Extraktionen rechnen; andererseits können wir zu komplizierten Eingriffen am Kiefer genötigt sein, die eine halbe Stunde und auch noch länger dauern.

Was die für die operative Extraktion geeignetste Form der Schmerzverhütung anlangt, so ist hier die lokale Anästhesie der allgemeinen Narkose weit überlegen und fallen die im ersten Teile aufgezählten Vorteile derselben, auf welche wir hier nur verweisen, noch bedeutend schwerer ins Gewicht.

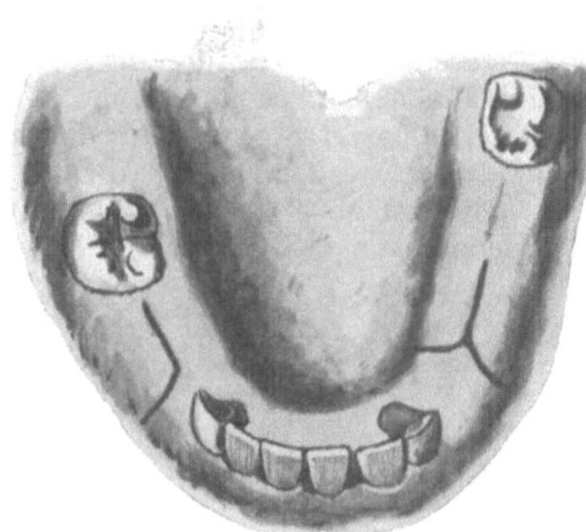

Fig. 51. Einfacher und doppelter Türflügelschnitt.

Die Indikation ist teils eine absolute, so bei unter dem Zahnfleische verwachsenen Wurzeln und bei vielen Extraktionsfrakturen, wenn auch Hebel und Schraube nicht mehr in Betracht kommen, teils eine relative, die durch Geschick und Erfahrung des Operateurs in ziemlich weiten Grenzen gehalten wird.

Die Operation wird durch eine Aufklappung der Schleimhaut eingeleitet, deren Zweck

es ist, sich durch freien Einblick die Verhältnisse klarzulegen, anstatt im Blinden zu arbeiten. Hierzu dienen Bogenschnitte (Partsch, Williger), durch welche Zahnfleischlappen mit der Basis nach dem Kieferkörper gebildet werden, die nach beendeter Operation über die Wunde zusammengeschlagen und entweder durch Naht vereinigt oder mittelst eines kleinen aufgelegten Tampons für einige Zeit fixiert werden. Wir bevorzugen, wo es angeht, einfache oder doppelte Türflügelschnitte (Fig. 51), welche meist ebenfalls genügenden Einblick gewähren, dabei aber infolge besserer Blutversorgung des Lappens sicherer und schneller verheilen und im Notfalle jederzeit zu einem Bogenschnitte erweitert werden können.

Nachdem die Schleimhaut mittelst eines Raspatoriums hinreichend zurückgeschoben und die Blutung, die dank den Nebennierenpräparaten oft sehr geringfügig ist, sorgfältig gestillt worden ist, untersucht

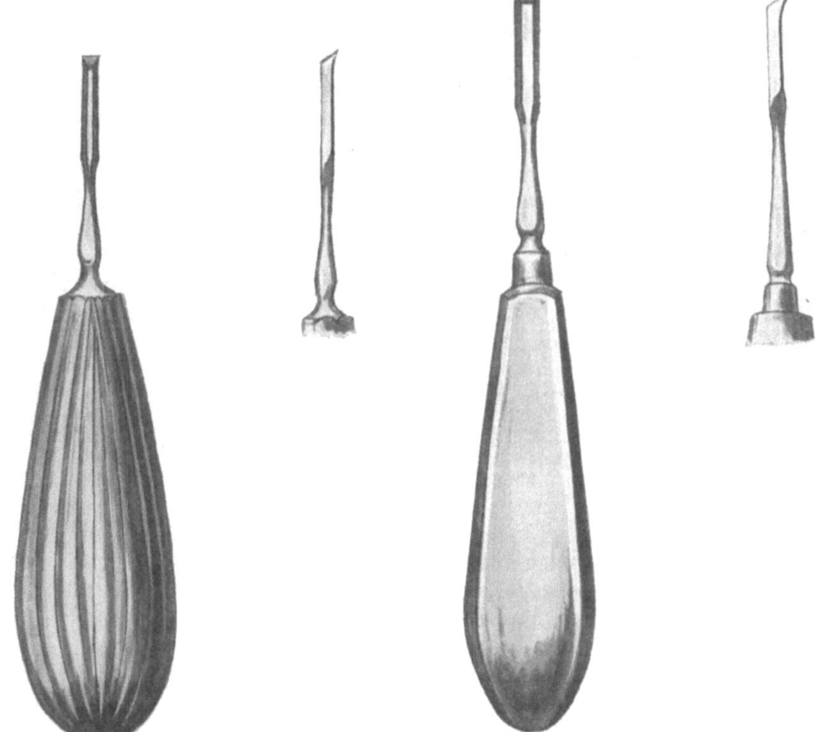

Fig. 52. Druckmeißel, schmal. Fig. 53. Druckmeißel, breit.

man, ev. unter Beleuchtung mit einem Reflektor, genau den Zustand der Wurzel und ihr Verhältnis zur Alveole. Das Ergebnis dieser Untersuchung kann uns bestimmen, nun doch zu einer Resektionszange oder einem Hebel zu greifen und damit die Extraktion anstandslos zu beenden. Oft genug aber werden wir finden, daß der Alveolenrand die Wurzel überragt und wir, ohne denselben an einer Stelle zu kürzen, keinen hinreichenden Angriffspunkt gewinnen können. Anton

Witzel[57] hat schon vor mehr als 20 Jahren empfohlen, behufs Extraktion tiefkariöser Wurzeln die Alveolenränder unter Zuhilfenahme der Bohrmaschine abzutragen; R. Weiser[58] hat später die Methode ausführlich beschrieben. Statt des Bohrers kann man sich zu genanntem Zwecke des Meißels, insbesondere des von Partsch[59] angegebenen Drehmeißels bedienen. Um dem Patienten den nicht angenehmen Insult des Hammerschlages zu ersparen, verwenden wir gern einen Druckmeißel (Fig. 52 u. 53), wie ich ihn im Jahre 1906 für die Wurzelresektion zur Erweiterung der fazialen Usuren in der die Wurzelspitze bedeckenden Kortikalis empfohlen habe[60].

Der Druckmeißel, welcher im ganzen 11 cm (für Operateure mit größeren Händen 12 cm) lang ist, besteht aus einem rundkolbigen Griffe und einem kurzen Schafte; der letztere ist raspatoriumähnlich gebaut, jedoch, wie die seitliche Ansicht (Fig. 52 u. 53) zeigt, steil abgestutzt, mit einer scharfen Schneidekante versehen und von beiläufig quadratischem Querschnitte, so daß er, ohne abzubrechen, eine größere Kraftanwendung verträgt; man benötigt ein schmäleres und ein breiteres Modell, die durch verschieden geformte Griffe kenntlich gemacht sind, um das jeweils zu gebrauchende rasch unter den übrigen, am Tischchen bereit liegenden Instrumenten herauszufinden, ohne erst lange die Spitze besehen zu müssen. Der Druckmeißel wird in der Weise benützt, daß man das runde Ende in die Hohlhand legt und, sich mit einem Finger in der Nachbarschaft stützend, den abzutragenden Knochen von dessen Rand her Stück für Stück mit ev. hebelndem Drucke abschneidet; es geht dies sehr leicht und rasch, natürlich nur, wenn das Instrument gut geschliffen ist.

Auf welche Art immer man den überstehenden Alveolenrand entfernt, jedenfalls wird man sich nach einiger Erfahrung überzeugen, daß es meist keineswegs notwendig ist, einen sehr großen Anteil der Alveolenwand zu entfernen, sondern daß oft wenige Millimeter genügen, um einen hinreichenden Stützpunkt zu schaffen, welcher gestattet, die Wurzel irgendwie zu fassen oder aus ihrem Lager zu stürzen. Namentlich halte ich es nach meiner Erfahrung für verfehlt, den Operationsplan von Anfang an immer so festzulegen, daß auf beiden Seiten des Alveolarfortsatzes ein Gingivalappen gebildet und auf beiden Seiten die Alveolenwand weggebohrt oder -gemeißelt wird. Man kann vielmehr in vielen Fällen, was entschieden von Vorteil ist, mit einer geringeren Weichteil- und Knochenverletzung auskommen, indem man in folgender Weise vorgeht: es wird nur labial ein Lappen gebildet, dann labial die Wurzel teilweise freigelegt und nun das mesial oder distal anschließende interdentale oder interradikale Septum teilweise, nämlich nur sein oberster Anteil in seiner labialen Hälfte, entfernt, worauf es in vielen Fällen gelingt, die Wurzel mit dem Krallenhebel anzuspießen und distal bzw. mesial herauszuheben oder, was dem vorzuziehen ist: labial herauszustürzen; erst wenn dieses schonendere Verfahren, insbesondere die Umkippung in labialer Richtung, nicht ausführbar ist, soll man zu aus-

57. Anton Witzel: Behandlung pulpaloser Zähne. D. M. f. Z. 1888. S. 64. 58. R. Weiser: Atypische Zahnextraktionen, Zahnfrakturen und Maßnahmen bei denselben. Ö. Z. f. Stom. 1904. S. 271. 59. Partsch und Perlinski: Dritter Bericht der Poliklinik für Zahn- und Mundkrankheiten des zahnärztlichen Instituts der Universität Breslau. D. M. f. Z. 1896. 60. B. Mayrhofer: Die Technik der Wurzelresektion. Ö. Z. f. Stom. 1906.

giebigerer Kürzung bezw. beiderseitiger Abtragung des Alveolenrandes seine Zuflucht nehmen.

In Fällen, in denen die Niveaudifferenz zwischen Kieferrand und Wurzelrest eine beträchtliche ist, so daß man einen allzu großen Anteil der Alveole opfern müßte, wenn es sich also um nicht viel mehr als die Wurzelspitze handeln kann, kommt die Ausbohrung der Wurzelspitze selbst in toto in Betracht; sie muß mit ganz neuen, scharfen großen Rosenbohrern unternommen werden.

Manchmal gelingt es, eine solche Wurzelspitze zu lockern, indem man sie in der Tiefe der Alveole mit einem feineren Rosenbohrer ringsherum kreisend umbohrt; ein anderes Verfahren, welches mitunter zum Ziele führt, will ich an einem Beispiele erläutern: es handelte sich um einen rechten unteren Weisheitszahn, dessen Kronenrest etwas über das Zahnfleisch emporragte, aber durch Karies derart erweicht war, daß er mit dem Exkavator bis tief unter den Rand des Zahnfaches ausgekratzt werden konnte, bis schließlich nur die Wurzelspitze als aus noch hartem Dentin bestehend übrig blieb; ich bohrte nun mit einem langen Winkelstückbohrer (solche habe ich mir vor Jahren eigens anfertigen lassen) ein frontale Rinne in die Wurzel und teilte die letztere, das Bohren bis zur Spitze fortsetzend, in zwei Halbkegel; der durch die Schnittdicke, der Bohrerstärke entsprechend, gewonnene Raum gestattete, das distale Wurzelstück mittelst des Wurzelspitzen-Entwicklers (Fig. 54) von der Alveolenwand abzudrängen, mit einer feinen Hakenpinzette zu fassen und zu extrahieren; in derselben Weise wäre ich mit dem vorderen, dem mesialen Wurzelstücke vorgegangen, wenn dasselbe nicht, durch ein derbes apikales Granulom mit dem rückwärtigen verbunden und an demselben hängend, bei der Extraktion des letztgenannten gleich mitgegangen wäre.

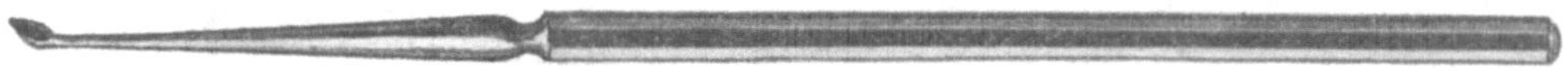

Fig. 54. Wurzelspitzen-Entwickler.

Das in Fig. 54 abgebildete Instrumentchen, einem Exkavator ähnelnd, verwenden wir sonst bei der Wurzelresektion zur Entwickelung der abgeschnittenen, in der Knochenusur liegenden Wurzelspitze, es hat uns aber auch bei operativen Extraktionen, u. zw. um auf irgend eine Art gelockerte Wurzelspitzen aus der Tiefe der Alveole hervorzuholen, oft gute Dienste geleistet.

Was die operative Extraktion unterer Weisheitszähne anlangt, so ist zu beachten, daß deren Wurzeln manchmal schräg oder fast horizontal in den nahen aufsteigenden Ast des Unterkiefers hineinreichen; bei Aufsuchung derselben muß darauf Rücksicht genommen werden, daß der Unterkiefer in dieser Gegend lateralwärts abweicht (vgl. Fig. 38), man muß also auch den Kieferknochen in einer etwas schräg nach außen gehenden Richtung verfolgen; wenn man in gerader Fortsetzung der unteren Zahnreihe nach hinten unter die Schleimhaut vordringen würde, könnte man leicht dem Foranen mandibulare zu nahe kommen und die unter der Lingula in den Unterkiefer eintretenden Nerven und Gefäße verletzen.

Ein praktisch wichtiger Kunstgriff bei der operativen Extraktion mehrwurzeliger Zähne, deren Wurzeln noch durch feste Zahnbeinbrücken miteinander verbunden sind, besteht darin, daß man die Wurzeln voneinander trennt und jede einzeln extrahiert. So schwierig, ja oft unmöglich es ist, solche divergierende Wurzeln aus einem massiv gebauten Kiefer in einem Stück zu entfernen, so leicht gelingt dies meist nach deren Trennung. Hierzu kann man sich sowohl der Bohrmaschine, die mit einem kräftigen Querhiebfissurenbohrer armiert wird, als auch des Meißels bedienen; ev. kann man die Anwendung beider Instrumente kombinieren, indem man in das Verbindungsstück zuerst eine Rinne bohrt und dann den Meißel ansetzt. Ist nach gelungener Durchtrennung nur erst eine Wurzel entfernt, hat man gewonnenes Spiel.

Hiermit die Besprechung der operativen Extraktion vorläufig abschließend, werden wir, wenn wir uns mit der Extraktionsfraktur beschäftigen werden, noch einiges zum Gegenstande nachzutragen haben, was wir jetzt, um Wiederholungen zu vermeiden, beiseite lassen.

Fünfter Abschnitt.

Die Nachbehandlung der Extraktion.[47. 61–64.]

Wie bei jeder chirurgisch gesetzten Verletzung stehen auch bei der Nachbehandlung der Extraktionswunde zwei Dinge im Vordergrunde, nämlich erstens die exakte Blutstillung, zweitens die Hintanhaltung der Infektion.

Es war jahrhundertelange allgemeine Übung, nach Zahnextraktionen so lange mit kaltem Brunnenwasser spülen zu lassen, bis die Blutung stand. Erst in neuerer Zeit hat G. Rudas[62] ein anderes Vorgehen empfohlen, insbesondere aber sind Brandt[63] und Williger[64] gegen das Unzweckmäßige und Unchirurgische dieser althergebrachten Spülungen mit einleuchtenden Argumenten aufgetreten und können wir uns diesen Autoren nur rückhaltlos anschließen. Das Unzweckmäßige des Spülens besteht darin, daß es infolge der unvermeidlichen Saugebewegungen die Blutung nur fördert und das Stillstehen derselben hinauszögert; unchirurgisch aber ist es, abgesehen von der Verwendung nicht sterilisierten Wassers, deshalb, weil damit, entgegen unseren heutigen Grundsätzen, der Wunde keine Ruhe gelassen und der nützlichen, natürlichen Thrombosierung direkt entgegengearbeitet wird.

An die Stelle der, nebenher bemerkt auch für den Arzt, der daneben stehen muß, oft recht zeitraubenden Wasserspülungen ist ein anderes Verfahren zu setzen, welches darin besteht, daß rasch und un-

---

61. H. Boenneeken: Über Nachbehandlung der Extraktionswunden. Prager mediz. Wochenschrift 1901. Nr. 37. 62. Gerö Rudas: Blutersparnis beim Zahnziehen ohne Medikamente. Ö. Z. f. Stom. 1904. Jännerheft. 63. Brandt: Inwieweit entspricht die Behandlung der Blutung nach Zahnextraktionen mittelst Wasserspülung den Anforderungen der heutigen Chirurgie? Berl. z. Halbm. 1908. S. 73. 64. F. Williger: Die Nachbehandlung nach Zahnextraktionen. Kirchners Zahnärztl. Kalender 1910. S. 22.

mittelbar nach der Extraktion ein schon bereit liegender, gut Daumenglied großer, festgerollter Tampon aus steriler Watte oder Gaze auf die Wunde gelegt und der Patient angewiesen wird, etwa 5 Minuten lang mäßig fest zusammenzubeißen; vorher kann man noch schnell die Wundränder etwas zusammendrücken, was namentlich dann nicht versäumt werden darf, wenn gelegentlich des Eingriffs die Weichteile stärker disloziert und die Alveole überdehnt worden war. Nach Ablauf einer kurzen Frist Nachschau haltend, wird man die Blutung meist gestillt finden; ist dies nicht der Fall, so wird noch ein zweitesmal der Tampon aufgelegt, womit man in normal verlaufenden Fällen das angestrebte Ziel, die Bildung eines soliden Blutkoagulums in der Alveole, erreicht; die bei pathologischer Blutung zu ergreifenden Maßnahmen werden im Abschnitt über die Pathologie der Extraktion zu besprechen sein.

Von weiteren Verhaltungsmaßregeln wird dem Patienten nur anzuempfehlen sein, auf Erfüllung der zweiten der obengenannten Forderungen, der Hintanhaltung nachträglicher Infektion, bedacht zu sein. Dazu gehört vor allen Dingen die üble Gewohnheit zu vermeiden, die Wunde nachträglich mit der Zunge oder gar mit dem schmutzigen Finger zu bearbeiten. Wir finden diese Gewohnheit nicht bloß bei kleinen, sondern auch bei großen Kindern, und nicht bloß in den unteren Volksschichten, sondern auch in gebildeten Kreisen und müssen uns diese weite Verbreitung wohl mit psychologischen Gründen erklären; jeder Mensch untersucht, wie auch jedes Tier, erlittene Verwundungen sogleich aufs Sorfältigste; da man nun in seinen eigenen Mund nicht direkt hineinsehen kann, wird hier unwillkürlich die Inspektion durch die Palpation ersetzt. Zahn heraus und Finger hinein, das ist ein Akt, der namentlich in der klinischen Ambulanz mit der Promptheit einer Reflexbewegung verläuft, und es besteht kein Zweifel, daß zahlreiche der auf Extraktionen folgenden leichteren oder auch schwereren Entzündungsprozesse diesem Infektionsmodus ihre Entstehung verdanken. Es ist daher der Mühe wert, bei dieser Sache ausdrücklich zu verweilen und darauf aufmerksam zu machen, daß man bei seinen Extraktionspatienten stets bereit sein muß, ihnen ev. in den Arm zu fallen, dies selbst dann, wenn man auf eine vorausgeschickte prophylaktische Mahnung zur Antwort bekommen hat, daß man dies „ohnedies wisse". Ein großer Nutzen des Blutstillungstampons besteht daher auch darin, daß er wenigstens für den ersten Moment die Ausführung jener schwer zu unterdrückenden Gewohnheit unmöglich macht; bei Patienten, die danach aussehen, wird man gut tun, auch die nachträgliche Untersuchung eigens noch strengstens zu verbieten.

Das ist die eine, unseres Erachtens entschieden wichtigste unter den regelmäßigen prophylaktischen Maßnahmen zur Hintanhaltung der Infektion; die andere besteht darin, daß man am ersten oder auch am zweiten Tage alle Stunden und speziell nach den Mahlzeiten den Mund mit einem antiseptischen Mundwasser ausspülen läßt. Williger empfiehlt hierzu Thymolspiritus, den man praktisch wie folgt verschreibt:

Rp. Thymoli 0,25
Alkohol. absol. 50,0
M. D. S. Ein Teelöffel voll auf ein Glas Wasser zu einstündiger Mundspülung.

Es wäre naheliegend anzunehmen, daß die einzige völlig einwandfreie Versorgung der Extraktionswunde in der regelmäßigen Tamponade derselben mit antiseptischer Gaze bestünde; dadurch würde man aber nur die Heilung der Wunde erheblich verzögern, ohne für die Hintanhaltung der Infektion bessere Chancen zu gewinnen; tatsächlich hat die praktische Erfahrung erwiesen, daß in einem festen Koagulum der beste Schutz der Wunde gelegen ist.

Einer Kleinigkeit sei hier noch Erwähnung getan. Nicht so selten kommen Patienten einige Tage nach einer glatt verlaufenen Extraktion zu uns und beschweren sich, daß die Wunde eitere. Sie zeigen uns dann ein weißliches Gebilde in der Alveole, das sie für Eiter halten. Es ist dies aber nichts anderes, als das geschrumpfte Blutkoagulum, aus dem durch den Speichel der Blutfarbstoff ausgelaugt worden ist, während das gelblich-weiße Fibrin zurückbleibt, um nach und nach der Organisierung und Resorption anheimzufallen.

Die oben beschriebene Nachbehandlung der Extraktion ist in der geschilderten Ausführung nur dann am Platze, wenn es sich um zurzeit reaktionslose Zähne handelt, sie erfährt jedoch eine Abänderung, wenn sich infolge akuter Entzündung Eiter in der Alveole befindet; dann muß man den Eiter erst abfließen und ihn aus dem Munde wegspülen lassen, ehe man die Wunde mit dem Drucktampon bedeckt; je nach der Schwere des Falles wird man auch für einige Zeit mittelst einer lockeren Jodoformgazetamponade für eine Drainage reichlicherer Wundsekrete sorgen müssen. Ab und zu ist es auch angezeigt, im Anschluß an die Extraktion üppiger entwickelte apikale Fungositäten von der Alveole her mit dem scharfen Löffel auszukratzen, worauf wir später noch näher zu sprechen kommen werden.

Die Nachbehandlung nach operativen Extraktionen richtet sich nach der Größe des Eingriffes. In einfacheren Fällen ist uns das die Alveole erfüllende Blutgerinnsel hier ebenso der beste Tampon, wie bei der Zangenextraktion; wir begnügen uns damit, den oder die Schleimhautlappen über die Wunde herüberzuschlagen und eine Wattetampon aufzulegen; allenfalls fixieren wir die Lappen durch eine Situationsnaht.

Ist aber die Operation eine ausgiebigere gewesen, haben namentlich erheblichere Weichteil- und Knochenverletzungen stattgefunden und ist überdies infolge längerer Dauer der Operation die Asepsis mehr oder weniger in Frage gestellt worden, dann tritt die Antiseptik in ihre Rechte. Schloffer[5] nennt das Jodoform das immer noch sicherste Dauerdesinfiziens in der Mundhöhle, dessen auch wir uns insbesondere zu allen längere Zeit hindurch fortzusetzenden und mehrere Tage liegen bleibenden Tamponaden bedienen. Idiosynkrasien haben wir sehr selten beobachtet. Hinsichtlich der Entstehung der letzteren kommt neuerdings Bloch[65] auf Grund zahlreicher Versuche zu dem Schlusse, daß die Jodoformidiosynkrasie nicht als Jodidiosynkrasie aufzufassen sei; nicht der Jodgehalt, sondern die chemische Struktur des Jodoforms, das Jodoformmolekül als solches, löse die Reaktion aus. Das würde für die Praxis bedeuten, daß man bei einem Patienten, von dem man weiß, daß er gegen Jod empfindlich ist, doch ungescheut Jodoform, speziell auch in der Mundhöhle, anwenden dürfte. Ausgesprochene Idiosynkrasien sind, wie erwähnt, nach unseren Erfahrungen nicht häufig, öfter hört man Klagen über den spezifischen Geruch des Jodo-

---

65. Bloch: Experimentelle Untersuchungen über die Jodoformidiosynkrasie. Korr. f. Schw. Ä. 1911. 5.

forms und kann eine Beeinträchtigung des Appetites bei längerer Anwendung im Munde konstatieren. Dem weicht man gegebenen Falles durch Gebrauch des Vioforms aus. Dasselbe, in die chirurgische und zahnärztliche Praxis seit einer Reihe von Jahren schon eingeführt, ist geschmack- und geruchlos und wird anstandslos vertragen; allerdings wird sich derjenige, welcher über ausgedehntere Erfahrungen mit beiden Mitteln verfügt, der Tatsache nicht verschließen können, daß das Jodoform die Entwicklung von Granulationen doch deutlich besser anregt, als das Vioform, daß somit, wenigstens im Munde, die Wunden unter Jodoformbehandlung in kürzerer Zeit heilen, als bei Vioformgebrauch.

Seit etlichen Jahren ist ein neues Wundantiseptikum, der Perubalsam, zu ausgedehnter Anwendung in der chirurgischen Praxis gelangt, nachdem H. Schloffer denselben am 34. Kongresse der Deutschen Gesellschaft für Chirugie, April 1905, als Mittel zur Behandlung insbesonders akzidenteller Wunden empfohlen und auf dessen fäulnis- und entzündungswidrige Eigenschaften, die Hervorrufung von Leukozytenansammlung in der Umgebung der Anwendungsstelle, auf die Vermeidung jeder Verätzung, auf seine einhüllende Wirkung usw. hingewiesen hat. Im Auftrage Schloffers wurden an der chirurgischen Klinik in Innsbruck von F. A. Suter sehr umfassende Untersuchungen über den Perubalsam angestellt, welche a. u. folgendes ergaben[66]:

1. Der Perubalsam hat eine ausgesprochene bakterizide Kontaktwirkung.

2. Der Balsam ist imstande, bakterizide Substanzen an die Umgebung abzutreten.

3. Der Perubalsam hat ein bedeutendes Beharrungsvermögen im Gegensatz zu der infolge ihrer Löslichkeit leichten Resorbierbarkeit der gewöhnlichen Antiseptika. Perubalsam ist in Wasser unlöslich und im Gewebe sehr schwer resorbierbar.

4. Der Perubalsam hat in hervorragendem Maße die Eigenschaft, Leukozyten anzuziehen.

5. Auf eine wichtige Eigenschaft des Perubalsams hat Suter als erster hingewiesen: Der Balsam ist imstande, Bakterien einzuhüllen, gewissermaßen gefangen zu halten. Mit Recht schreibt Suter dieser rein physikalischen Eigenschaft des Balsams im Verein mit dessen, wenn auch geringen bakteriziden Kraft eine hohe Bedeutung zu, „denn infolge dieses Einhüllungsvermögens ist den im Balsam enthaltenen bakteriziden Substanzen Gelegenheit geboten, während längerer Zeit auf die Bakterien einzuwirken und so schließlich doch eine Abtötung der Keime — in den meisten Fällen wohl schon vor Ablauf von 24 Stunden — herbeizuführen“.

6. Der Perubalsam hat auch das Vermögen, tote oder absterbende Gewebspartien einzuhüllen und durch Zurückhaltung der Fäulnisbakterien ihre Verjauchung zu verhindern. Auf dieser Eigenschaft des Balsams beruht vorzugsweise seine fäulniswidrige Wirkung.

7. Der Perubalsam ruft keine üblen Allgemeinerscheinungen hervor und schadet auch lokal den Körpergeweben nicht, er wirkt insbesonders nicht ätzend, wie dies bei den meisten Antisepticis der Fall ist.

66. F. A. Suter: Der Perubalsam. Beiträge zur klinischen Chirurgie. 53. Bd. 3. H.

Diese Befunde Suters sind kürzlich von Sickmann[67] auf Grund eingehender Nachprüfung in allen Einzelheiten bestätigt und insbesondere die Fähigkeit des Perubalsams, Bakterien einzuhüllen, neuerdings wieder festgestellt worden.

Dem Perubalsam kommt also eine Reihe von besonderen Eigenschaften zu, welche ihn auch für die Behandlung von Zahnextraktionswunden geeignet erscheinen lassen und mich seinerzeit veranlaßten[68], ihn zu diesem Zwecke zu empfehlen; lassen es doch die ausgedehnteren Verletzungen des Zahnfleisches, bzw. der Alveole, welche bei eingreifenderen Extraktionen zufällig oder unvermeidlich gesetzt werden, wünschenswert erscheinen, in besonderer Weise gegen schwere Infektionsfolgen vorzusorgen. Es sei diesbezüglich erinnert an Quetschung des Zahnfleisches, Abhebung des mukoperiostalen Überzuges des Kiefers, Infraktion der Alveolen usw., insbesonders aber an die Abmeißelung oder Wegbohrung eines Teiles der Alveolenwände, um tiefkariöse oder frakturierte Wurzeln unterer Molaren beseitigen zu können, wobei die Markräume der Spongiosa eröffnet werden, dies gelegentlich mit dem schwer zu desinfizierenden Winkelstücke in dem für das Haften einer Infektion durch die äußeren Verhältnisse prädisponierten lockeren submukösen Gewebe des Unterkieferwinkels und Mundbodens. Wenn wir auch durch sorgfältige Reinigung der Wunde von Blutgerinnseln und Tamponade in der Regel eine ungestörte Heilung erzielen, so wird die letztere doch anderseits gerade durch die Tamponade und das mit ihr verbundene Auseinanderdrängen der Weichteile verzögert, so daß zahlreiche Tamponaden notwendig werden und die Heilungsdauer oft eine unangenehm lange ist. Nicht selten haben überdies die Patienten wegen Zersetzung von Wundsekreten und Nekrosierungen einzelner Partien der Wundränder, die sich erst allmählich demarkieren und abstoßen, unter einem sehr üblen foetor ex ore zu leiden, ganz abgesehen davon, daß sich in solchen Fällen mitunter auch schwere Erscheinungen, wie ausgedehnte Phlegmonen, partielle Kiefernekrosen und septische Prozesse einstellen können.

Hier ist von verschiedenen Eigenschaften des Perubalsams eine günstige Wirkung zu erhoffen. Vor allem kommt seine fäulniswidrige Wirkung und seine Fähigkeit, absterbende oder abgestorbene Gewebspartien einzuhüllen und dadurch vor Fäulnis zu bewahren, in Betracht, wodurch nicht nur direkte Gefahren für den Patienten, sondern auch der lästige Gestank beseitigt werden. Es entfällt ferner das gewaltsame Auseinanderdrängen der Wundränder und spielt bei der Heilung weiters noch die Anziehung von Leukozyten und die Abgabe antibakterieller Stoffe an die Umgebung eine Rolle.

Die Applikation des Perubalsams ist in solchen Fällen in der Weise auszuführen, daß man zunächst die Blutung vollkommen stillt, alle Gerinnsel aus der Knochenwunde entfernt, die Alveole dann mittelst einer aseptischen Spritze zum größten Teil mit flüssigem Perubalsam anfüllt und darüber einen nicht zu großen Tampon, aus einer geruchlosen Gaze bestehend — ich bevorzuge hier Vioform — legt, welcher ev. durch eine die Wundränder etwas einander näherbringende Situations-

---

67. Sickmann: Über den Einfluß des Perubalsams auf Bakterien und seinen therapeutischen Wert in der Wundbehandlung. M. M. W. 1910. Nr. 24. 68. B. Mayrhofer: Indikationen zur Anwendung des Perubalsams in der Zahnheilkunde. Ö. Z. f. Stom. 1908. H. 8.

naht fixiert werden kann. Der im Munde etwas kratzende Geschmack des Perubalsams fällt kaum schwer in die Wagschale.

Diese Anwendung des Perubalsams wäre analog zu stellen der Übung Suters, welcher den ersteren bei Fremdkörperextraktionen (Nadeln etc.) empfiehlt, insbesonders „wenn die Operation länger dauerte und daher eine Kontamination der Wunde wahrscheinlich erschien."

Die praktischen Erfahrungen, die wir an der Klinik bei Anwendung des Perubalsams in einschlägigen Fällen gemacht haben, entsprechen durchaus den Erwartungen, welche man nach den Mitteilungen von Schloffer und Suter hegen konnte, wobei wir noch besonders hervorheben möchten, daß sich die Ausdehnung der Verwendung des Perubalsams auf die Mundhöhle, welche Schloffer selbst ursprünglich in das Indikationsgebiet nicht einbezog, als ganz gut durchführbar erwiesen hat.

Sechster Abschnitt.

Die Indikationsstellung für die Zahnextraktion.

Die Indikationsstellung ist hinsichtlich der Zahnextraktion eine andere für den Spezialisten und eine andere für den praktischen Arzt. Der Zahnarzt zieht ihr, die Fortschritte der konservativen Behandlung sowohl, als auch der Zahnersatzkunde verwertend, immer engere Grenzen.

In ersterer Hinsicht erwähnen wir die neueren Errungenschaften auf dem Gebiete der Wurzelbehandlung[69–74], die Untersuchungen über die feinere Anatomie der Pulpa und die experimentell gewonnenen Aufklärungen über Infektion und Reinfektion der Wurzelkanäle[39, 40], welche das Philosophieren über Fragen der Antisepsis auch aus der Gangräntherapie ausschalteten; auf dieser Basis dehnen die Zahnärzte, unterstützt durch die Neuerungen in der Füllungstechnik (Gußmethoden), den Begriff der Erhaltungsfähigkeit der Zähne nicht bloß theoretisch, sondern auch praktisch immer weiter aus und waren wir beispielsweise wiederholt in der Lage, bei mehrwurzeligen Zähnen einzelne Wurzeln, welche zu vorgeschritten kariös waren oder deren Wurzelkanäle infolge ihres Baues der Behandlung unüberwindliche Schwierigkeiten entgensetzten oder welche mit unheilbaren apikalen Prozessen behaftet waren, von den übrigen Wurzeln zu trennen und für sich zu extrahieren (die bukkalen Wurzeln oberer, die mesiale Wurzel

69. G. Preiswerk: Korrosionsanatomie der Zähne und Kiefer. Scheffs Handbuch, I. Bd. 1907. 70. G. Fischer, Beiträge zur Behandlung erkrankter Zähne mit besonderer Berücksichtigung der Anatomie und Pathologie der Wurzelkanäle. D. Z. i. V. H. 4/5. G. Thieme Leipzig. 1908. 71. E. Baumgartner: Wurzelbehandlung und Wurzelfüllung. Ö. U. V. f. Z. 1909. S. 211. 72. Derselbe: Ergebnisse histologischer Untersuchung der Wurzelspitze nach durchgeführter Wurzelbehandlung. D. M. f. Z. 1909. S. 837. 73. H. Boennecken: Über Pulpaamputation. D. Z. i. V. 12. 1910. 74. Th. Dependorf: Die Wurzelbehandlung bei erkrankter Pulpa und erkranktem periapikalen Gewebe einschließlich der Pulpaüberkappung. Erg. d. g. Z. I. Jahrg. III. H. 1910.

unterer Molaren), während die ausheilungsfähige Wurzel (die palatinale oberer und die distale unterer Molaren) für den Aufbau einer Krone oder als Brückenpfeiler konserviert wurde.

Der letztere Zweck wieder, der Zahnersatz nämlich, ist es, der heutzutage häufig Anlaß gibt, selbst kariöse Wurzeln, die früher der Zange verfallen waren, noch zu erhalten, um sie als Basis für einen plattenlosen Zahnersatz verwenden zu können.

In anderer Richtung erfährt das Geltungsgebiet der Zahnextraktion für den Zahnarzt eine wesentliche Einschränkung durch die Entwickelung der Zahnchirurgie, welche, von Partsch durch die Wurzelresektion inauguriert und von ihm und anderen ausgebaut, den Zahnarzt in die Lage versetzt, alle Arten von inneren und äußeren Zahnfisteln durch chirurgische Behandlung des Krankheitsherdes im Knochen selbst bei gleichzeitiger Erhaltung des schuldigen Zahnes zur Ausheilung zu bringen und selbst Zahnzysten mit Erhaltung des Zahnes zu operieren.

Das eben Erwähnte bezieht sich vorwiegend auf die Verhältnisse in der spezialistischen Praxis und wird dadurch die Indikationsstellung des praktischen Arztes nur insoferne berührt, als er von diesen Dingen wissen muß, um gegebenen Falles nicht zu voreilig zu extrahieren, sondern solche Patienten, welche auf die Erhaltung des fraglichen Zahnes eventuell einen Wert legen würden, richtig beraten und an den Spezialisten überweisen zu können. Die Sache gewinnt dadurch an Bedeutung, daß es sich sehr häufig um einzelne vordere Zähne in sonst lückenloser Zahnreihe bei noch jugendlichen Personen handelt, die durch die Extraktion gezwungen werden, zeitlebens einen Zahnersatz mit Gaumenplatte zu tragen.

Aber auch für den Allgemeinarzt erfährt die Indikation zur Extraktion eine von Jahr zu Jahr zunehmende Einschränkung, dies dadurch, daß sich in der Werteinschätzung der Zähne, die vor kurzem noch eine sehr geringe war, ein Wandel vollzieht und der Wunsch nach möglichster Erhaltung des eigenen Gebisses in immer weitere Kreise dringt, weshalb auch an den praktischen Arzt immer häufiger die Aufgabe herantritt, Zahnschmerzen auch ohne sofortigen Verlust des Zahnes zu beheben. Es geschieht dies mittelst schmerzstillender Einlagen, zu deren Ausführung man weder eines umfangreichen Instrumentariums, noch allzu langwieriger Studien bedarf[75, 76]. Mit ihrer Praktizierung nützt man nicht bloß seiner Klientel, sondern erleichtert sich auch selbst oft die Arbeit; denn die Extraktion von noch wenig kariösen Zähnen, deren Wurzelperiost und knöcherne Umrahmung noch normal ist, ist oft eine recht schwierige und riskante Sache, die aus rein mechanischen Gründen, insbesondere bei unteren Molaren, oft mit einer Fraktur endigt, während die Behebung der Schmerzen mittelst einer Einlage in wenigen Minuten und ohne alles Risiko bewerkstelligt werden kann. Freilich steht für den praktischen Arzt in diesem Falle immerhin auch noch oft die soziale Indikation im Vordergrunde, insoferne die Leute die Extraktion des schmerzenden Zahnes verlangen und nicht danach fragen, ob der Zahn noch zu erhalten wäre.

Eine weitere, auch in der Allgemeinpraxis berücksichtigenswerte Indikation ist in der Extraktion behufs Regulierung[55] gegeben,

---

75. B. Mayrhofer: Stomatologische Demonstrationen für prakt. Ärzte. I. Heft: Kurzer Leitfaden der Zahnfüllung. G. Fischer, Jena 1910. 76. Dasselbe, Heft 4: Pathologie, Diagnostik und Therapie des Zahnschmerzes. G. Fischer, Jena 1911.

ein Gegenstand, auf den genauer einzugehen wir uns hier versagen müssen. Im Zusammenhange damit steht die überaus wichtige Frage der Milchzahnextraktion. Es hat sich nämlich herausgestellt, daß die Vornahme solcher Extraktionen keineswegs so gleichgültig ist, wie man vielfach meint, sondern daß durch unzeitgemäße Entfernung von Milchzähnen dauernder Schaden gestiftet, nämlich die Ausbildung unregelmäßiger Zahnstellungen und ihrer weiteren Folgen herbeigeführt werden kann; auch diesbezüglich müssen wir hier auf a. a. O.[77] gegebene Darstellungen verweisen.

Eine andere Indikation, welche vor noch nicht langer Zeit eine große Rolle spielte, hat dank besserer Einsicht heute ihre Bedeutung fast vollständig verloren, es ist dies die sog. systematische Extraktion der Sechsjahresmolaren behufs Prophylaxe gegen Karies, die wir nicht befürworten können[55].

Was die Extraktion als Vorbereitung zum Zahnersatz anlangt, so möge man sich, falls dieselbe aus äußeren Gründen (Entfernung) nicht dem Zahnarzte überlassen werden kann, daran erinnern, daß es auch Stiftzähne und einen Brückenersatz (ohne Gaumenplatte) gibt, zu deren Anfertigung aber das Vorhandensein von tragfähigen Wurzeln notwendig ist; man soll daher an solche Extraktionen erst herantreten, nachdem man sich überzeugt hat, daß der Patient auf die genannte Art von Prothese nicht reflektiert. In diesem Falle nehme man aber die Extraktion gründlich vor, d. h. extrahiere alle schadhaften Wurzeln, nicht bloß die vorderen, lasse dagegen Zähne, welche für die Befestigung des Ersatzstückes in Betracht kommen können, stehen, auch wenn sie etwas defekt sind, und sei bei der Extraktion auf möglichste Schonung des Alveolarfortsatzes bedacht, bediene sich also bei vorderen Wurzeln gelegentlich der Schraube (vgl. S. 48).

Die häufigste Anzeige für die Extraktion geben außer dem Zahnschmerz die verschiedenen Zahnfolgekrankheiten, namentlich die zahlreichen akuten und chronischen Entzündungsprozesse der Weichteile und des Kiefers.

Unter den von Zähnen ausgehenden Erkrankungen anderer Organe nehmen die Eiterungen der Kieferhöhle und die dentalen Neuralgien eine wichtige Stelle ein; hinsichtlich der letzteren ist die Beiziehung eines Zahnarztes zur sicheren Feststellung des Zusammenhanges um so mehr empfehlenswert, als demselben nicht bloß besondere diagnostische Behelfe (Induktionsstrom) zu Gebote stehen, sondern derselbe auch häufig in der Lage ist, das Übel durch spezialistische Behandlung mit Erhaltung des Zahnes zu beseitigen.

Die Extraktion eines Zahnes, weil er seinen Antagonisten verloren hat, für indiziert zu erklären, ist verkehrt. Wo kämen wir da hin! Selbst wenn ein solcher Zahn bedeutend länger geworden ist, kann er noch ganz fest sitzen und für seinen Besitzer beim Kauakte sogar recht wertvoll sein,

Wir müssen nun noch kurz die Frage der Kontraindikation streifen.

Zunächst wird in Laienkreisen die im Gefolge einer Periostitis vorhandene Anschwellung oft als eine Gegenanzeige der Extraktion betrachtet. Man befürchtet, daß infolge der Extraktion die Schwellung

77. B. Mayrhofer: Pathologie und Therapie des Zahnwechsels. I. Teil. Stomat. Demonstrationen, H. II: Pathologie und Ätiologie. G. Fischer 1911.

zunehmen oder eine „Verhärtung“ zurückbleiben könnte. Es wird freilich oft durch die Zerrung des Periostes und den mechanischen Insult des Knochens die Schwellung nachher zunehmen, manchmal auch eine momentane Steigerung der Schmerzen herbeigeführt, aber doch nur für kurze Zeit; die eigentliche Ursache der Geschwulst wird durch die Entfernung des Zahnes beseitigt, das ist die Hauptsache, die Schwellung selbst aber bildet keine Kontraindikation.

Während der Schwangerschaft werden vielfach Extraktionen vermieden oder verweigert. Aber tagelange Schmerzen, schlaflose Nächte, verminderte Nahrungsaufnahme und die fortwährende Aufregung bedeuten gewiß eine schwerere Schädigung der Schwangeren und der Frucht, als der kurze Augenblick der Extraktion. Es sind auch schon große Operationen an Schwangeren ohne Schaden vollzogen worden; so exstirpierte Meck[78] einer im vierten Monate graviden Frau die Milz bei weiterhin normalem Verlaufe der Schwangerschaft; A. Brenner (Linz) operierte eine Gravida wegen vereiterter Mesenterialdrüsen und machte dabei eine Darmresektion, ohne daß die Schwangerschaft durch die Laparotomie eine Unterbrechung erlitten hätte. Am Ende des dritten Lunarmonates allerdings als einem Zeitpunkte, in welchem die Schockwirkung leichter eine Unterbrechung der Schwangerschaft auslöst, wird eine gewisse Vorsicht am Platze sein.

Was die Laktation anlangt, so werden Fälle berichtet, in welchen infolge Zahnextraktion die Milchsekretion versiegte[79]; andererseits soll durch Zahnschmerzen die Wehentätigkeit gehemmt worden sein, um erst nach Beseitigung derselben wieder in voller Stärke einzusetzen[80]. In derartigen Fällen handelt es sich wohl um seltene Vorkommnisse, die eine Verallgemeinerung nicht gerechtfertigt erscheinen lassen.

Bekannt ist, daß während der Menstruation die Neigung zu Blutungen, speziell aus dem Zahnfleische, vermehrt sein kann; man wird über die kritische Zeit durch schmerzstillende Einlagen hinwegzukommen trachten.

Zu Blutungen disponierende Diathesen: Leukämie, Morbus maculosus, Skorbut etc., ferner Nieren- und Herzkrankheiten, auch Ikterus geben eine relative, Hämophilie eine schier absolute Kontraindikation gegen die Vornahme von Zahnextraktionen ab.

Siebenter Abschnitt.

Die Pathologie der Zahnextraktion.

Zahnextraktionen können in verschiedener Weise abnorm verlaufen. Die praktisch wichtigsten derartigen Vorkommnisse sollen im folgenden zugleich mit der einzuschlagenden Therapie besprochen werden.

1. Falsche Extraktion.

Daß ein unrichtiger Zahn gezogen wird, möchte man von vornherein kaum für möglich halten, und doch kommt dies unabsichtlich

78. Zentralblatt für Chirurgie. 1907. S. 871. 79. D. M. f. Z. 1886. S. 26. 80. D. M. f. Z. 1886. S. 187.

oder infolge fehlerhafter Diagnose hin und wieder vor. Schon mancher hat sich im letzten Augenblicke vergriffen. Besonders bei Kindern, die es sich in ihrer begreiflichen Angst manchmal lange überlegen, ehe sie den Mund aufmachen, bis man endlich einen günstigen Moment zur Einführung der Zange erhascht, kann dieses Malheur passieren. So wurde einer meinigen kleinen Patientin einmal in der Sommerfrische statt des tiefkariösen zweiten Milchmolaren der ganz gesunde erste untere Molar unter großen Anstrengungen gezogen; erst als der Fehler geschehen war, wurde er bemerkt. In einem anderen Falle fiel an Stelle des ganz schwarzen oberen Milcheckzahnes der laterale bleibende Schneidezahn der Zange versehentlich zum Opfer. Bei solchen forcierten Extraktionen heißt es daher ganz besonders achtgeben. In derartigen Fällen wäre der Versuch zu machen, den irrtümlich gezogenen Zahn rasch zu replantieren, was von geistesgegenwärtigen Operateuren schon öfters mit Erfolg ausgeführt worden ist.

Nicht so selten gibt die Verwechslung von bleibenden mit Milchzähnen Anlaß zu falschen Extraktionen. Beim Unterricht der Mediziner pflege ich möglichst oft diesbezügliche Übungen zu veranstalten, indem ich im Zahnwechsel begriffene Kinder vorstelle und die Praktikanten diagnostizieren lasse, was ein permanenter und was ein Wechselzahn ist. Dabei zeigt sich nun, daß zwar im Studierzimmer der Anatomie die losen Milchzähne schon durch ihre Kleinheit als solche leicht zu erkennen sind, daß aber im Munde des Patienten fortwährend Verwechslungen unterlaufen. Daher halte ich die genannten Übungen nicht für überflüssig, denn, abgesehen von falschen Extraktionen, muß es doch peinlich wirken, wenn sich ein junger Arzt durch solche Fehldiagnosen gelegentlich vor Müttern und Hebammen bloß gestellt sieht.

Im Bereiche der Schneidezähne sind Verwechslungen nicht leicht möglich, da, abgesehen von den Größenunterschieden der Kronen, insbesondere der oberen zentralen Schneidezähne, jeder Laie schon die zierlichen Einkerbungen an den Schneidekanten der bleibenden Inzisiven kennt. Schon häufiger kommen Irrungen bei den Backenzähnen vor, trotzdem die beiden frontal gestellten, spitzen Höcker der Bikuspidaten doch eigentlich recht markant sind; nur der erste untere Prämolar macht eine Ausnahme, indem dessen innerer Höcker häufig recht unansehnlich ist und der Zahn dann einem Eckzahn ähnelt. Am häufigsten werden bleibende und temporäre Eckzähne miteinander verwechselt; es gibt nämlich relativ große Milch- und recht kleine bleibende Eckzähne und auch die Abkauung der Milcheckzähne, die allerdings zumeist so bedeutend ist, daß darin ein auffälliges Unterscheidungsmerkmal liegt, kann hinwiederum so geringfügig sein, daß auch die Milcheckzähne recht spitz aussehen; bei genauer Untersuchung kann man aber doch immer eine, wenn auch noch so kleine Schlifffacette an der Spitze der Milcheckzähne konstatieren, die durch ihr charakteristisches Aussehen einen untrüglichen Anhaltspunkt für die Erkennung des Milcheckzahnes abgibt, den ich bisher nirgends erwähnt gefunden habe: die Schlifffacette besteht nämlich immer aus einem gelblichen Mittelfelde (Dentin), das von einer feinen reinweißen Linie (Schmelz) umrandet ist; bleibende Eckzähne sind in dem Alter, welches hier in Betracht kommt, niemals bis auf das Dentin abgekaut, weil die Spitze dieser Eckzähne zum Unterschiede von der ihrer Vorgänger aus einer dicken Schmelzlage besteht.

Den Sechsjahresmolaren für einen Wechselzahn zu halten, was in Laienkreisen leider gang und gebe ist, kann einem Arzte wohl nicht passieren, da er doch weiß, daß das Milchgebiß in jeder Kieferhälfte nur fünf Zähne aufweist, der von der Mittellinie gerechnet an sechster Stelle befindliche Zahn (Zahnlücken nach Milchzahnverlust mitgezählt) daher nur ein bleibender Zahn sein kann.

Die sichere Unterscheidung von Milch- und bleibenden Zähnen ist von großer praktischer Wichtigkeit für die prophylaktische Überwachung des Zahnwechsels, auf welche speziell die Kinderärzte auch an dieser Stelle aufmerksam gemacht seien[55], und für die Regulierung unregelmäßiger Zahnstellungen mittelst der Extraktion. Gerade auch bezüglich der letzteren besitze ich in meiner Sammlung Belege für Fälle, in welchen zu diesem Zwecke infolge falscher Diagnose bleibende Zähne anstatt der unmittelbar daneben stehenden Milchzähne extrahiert worden sind.

Luxationen benachbarter gesunder Zähne kommen gelegentlich vor; wenn eine Wurzel zwischen sekundär aneinander gerückten Zähnen heraus extrahiert werden muß, ferner bei recht eng und unregelmäßig gestellten Zähnen, dann bei Anwendung der Hebel, wenn der als Stützpunkt dienende Zahn anstatt des zu entfernenden nachgibt, ferner wenn man zur Extraktion eine zu breite Zange gewählt hat oder sonst nicht mit hinreichender Sorgfalt vorgeht. In der Regel genügt es, den halbluxierten Zahn wieder in seine Alveole hineinzudrücken, und, wenn die beabsichtigte Extraktion noch nicht vollzogen ist, den Operationsplan zu ändern.

Die Extraktion von Keimen bleibender Zähne ist ein seltenes Ereignis, das in der Weise zustande kommen kann, daß die ersteren, zwischen den Wurzeln von Milchmolaren steckend, bei der Entfernung derselben mitgehen.

2. Die Extraktionsfraktur. [44. 47. 50–52. 58. 59. 81–86.]

Zahlreiche Extraktionen lassen sich bei einiger Übung und Geschicklichkeit mit Zange oder Hebel glatt ausführen; in anderen Fällen ist die Sachlage eine derartige, daß man von vornherein eine operative Extraktion als indiziert erkennt und dementsprechend vorgeht; dazwischen liegen jene Fälle, welche eine Zangen- oder Hebelextraktion noch zu gestatten scheinen, bei denen aber eine solche durch das in Wirklichkeit vorliegende mechanische Verhältnis zwischen Zahn und Kiefer ausgeschlossen ist; darin, daß man das letztere infolge der Undurchsichtigkeit der Gewebe nur erfahrungsmäßig abschätzen, nicht aber präzise feststellen kann, ist die Erklärung für die meisten Extraktionsfrakturen gelegen. Dazu kommt, daß zum Zahnziehen eben zwei gehören, der Operateur und der Patient; eine unwillkürliche Abwehrbewegung des letzteren im kritischen Moment hat schon oft einen sonst vermeidbar gewesenen Mißerfolg gezeitigt. Extraktionsfrakturen bilden

---

81. A. Schlemmer: Das Zahnziehen. Ö. U. V. f. Z. 1896. S. 213. 82. Derselbe: Extraktionsschwierigkeiten. Ö. U. V. f. Z. 1909. S. 113. 83. Smrecker: Schwierige Extraktionen. Ö. U. V. f. Z. 1894. S. 457. 84. A. Witzel: Die Beziehungen des Alveolarfortsatzes der Kiefer zu den Frakturen bei der Zahnextraktion. Ö. Z. f. Stom. 1904. S. 418. 85. Peckert: Der zweite untere Molar und die Extraktion seiner Wurzeln nach Frakturen. D. M. f. Z. 1908. S. 161. 86. F. Williger: Zähne und Trauma. D. Z. i. V. H. 16.

daher in einer einigermaßen nennenswerten Extraktionspraxis ein nicht absolut vermeidbares Ereignis, was sich auch in dem Umfange der über dasselbe existierenden Literatur widerspiegelt.

Bei der Besprechung der Therapie der Extraktionsfraktur wollen wir, vor allem praktische Gesichtspunkte im Auge habend, uns nicht darauf beschränken, zu schildern, wie zurückgebliebene Wurzelreste zu entfernen sind, sondern, allem Doktrinarismus abhold, auch der Tatsache Rechnung tragen, daß deren sofortige Extraktion manchmal aus gewissen Gründen undurchführbar, ja sogar für den Patienten selbst nicht einmal vorteilhaft sein kann; wir wollen daher in Erwägung ziehen, was in einer solchen, aus der lebendigen Praxis vom grünen Tisch aus nicht wegzudisputierenden Situation vorzukehren ist. Ferner ist die Therapie eine ganz verschiedene, je nachdem ob es sich um eine Extraktionsfraktur bei lebender oder bei toter Pulpa, in letzterem Fall auch noch, je nachdem ob es sich um einen reaktionslosen oder einen periostitischen Zahn handelt.

Vorausschicken möchten wir noch, daß es sich empfiehlt, bei anscheinend sich schwierig gestaltenden Extraktionen zur Injektion, außer besonderer Sorgfalt, auch ein größeres Quantum an Injektionsflüssigkeit anzuwenden, um eine möglichst ausgiebige und länger andauernde Anästhesie zu erzielen, denn eine nachträgliche Infiltration ist wegen der bestehenden Verletzung des Zahnfleisches unmöglich und die Leitungsanästhesie kann versagen.

A. Extraktionsfraktur bei lebender Pulpa.

Der Zweck der Zahnextraktion ist die Exstirpation eines Organes, dessen Entfernung aus dem Körper als notwendig erkannt oder sonst aus einem Grunde beschlossen worden ist; es soll daher auch tatsächlich ganz entfernt werden, und im Prinzip müssen wir demnach bei jeder Extraktionsfraktur die völlige Beendigung der Operation anstreben. Dennoch hüte man sich vor gedankenlosem Schematisieren und überlege in jedem einzelnen Falle, was unter den gegebenen Umständen das Beste ist. Man kann aus verschiedenen Gründen genötigt sein, den Patienten mit abgebrochener Wurzel zu entlassen, so unangenehm uns dies auch sein mag. So verweigern manche Patienten von vornherein jeden weiteren Eingriff, andere sind wegen unter großen Schmerzen schlaflos verbrachter Nacht so heruntergekommen, daß man ihnen eine Fortsetzung der Operation nicht zumuten kann, in anderen Fällen ist die Anästhesie für eine Meißeloperation unzureichend oder aber es sind andere dringende Krankheitsfälle zu erledigen usw.

a. Zurücklassung der Zahnfragmente.

Ist man also durch irgend eine vis major gezwungen, die frakturierten Zahnreste, vorläufig wenigstens, im Kiefer zu belassen, so muß man doch, abgesehen von der Blutstillung, zwei Indikationen unter allen Umständen entsprechen, nämlich man muß 1. bestehende Schmerzen beseitigen, 2. Vorkehrungen gegen sekundäre Infektion der Wunde mit konsekutiver Periostitis etc. treffen.

1. Schmerzstillung.

Ausnahmsweise wird die Pulpa in größerer Ausdehnung mit dem abgebrochenen Zahnstücke mit herausgerissen und hängt wie ein

Schwänzchen an demselben; in diesen günstigen Fällen hat der Patient meist keine Schmerzen. Man legt ein mit Eugenol oder Ol. Menthae getränktes Wattebäuschchen auf die Frakturfläche und weist den Patienten an, zu gelegenerer Zeit — falls er Schmerzen bekäme, natürlich sofort —, u. zw. in ungefähr ein bis zwei Wochen wiederzukommen, um die Wurzeln extrahieren zu lassen. Es ist wünschenswert, daß einige Zeit verstreicht, damit inzwischen die Zahnfleischwunde heilen kann und dadurch die Anwendung der lokalen Schmerzbetäubung für den zweiten Eingriff ermöglicht wird.

In der Regel allerdings reißt bei der in Rede stehenden Extraktionsfraktur die Pulpa im Niveau der Bruchfläche des Zahnes durch oder ragt eventuell sogar etwas über dasselbe hervor und die Folge davon ist, daß der Patient sofort von den heftigsten Schmerzen gequält wird; schon die Berührung der freiliegenden Nervenenden des abgerissenen Pulpagewebes durch den Speichel oder die hintastende Zunge ist außerordentlich schmerzhaft. Wenn nun der Operateur bei fortgesetzten Extraktionsversuchen, mit der Zange oder dem Hebel wiederholt abgleitend, die Pulpa immer wieder berührt, dann steigern sich die Schmerzen ins Unerträgliche, so daß es nicht zu verwundern ist, wenn selbst widerstandsfähige Leute eine Fortsetzung solcher Versuche ablehnen.

Um in solchen Fällen die Schmerzen zu beheben, betupft man die freiliegende Pulpa mit einem reichlich mit konzentrierter Karbolsäure getränkten Watte- oder Fungusbäuschchen, was, wenn auch im Moment sehr schmerzhaft, doch meist rasch eine Linderung, ja vollständiges Aufhören der Schmerzen herbeiführt, indem der entstehende Ätzschorf die freiliegenden Nervenenden bedeckt und vor mechanischen Insulten schützt. Wenn in solchen Fällen die Frakturebene mehr oder minder tief unterhalb des Zahnhalses liegt, so daß der Zahnstumpf ringsum von einem hinreichend hohen Zahnfleischwalle umgrenzt ist, der eventuell vorne und hinten durch die benachbarten Zähne noch eine Verstärkung erfährt, so kann man, und zwar mit noch mehr Aussicht auf vollkommene Schmerzstillung, sogar eine Arsenapplikation machen und entweder mit einem, die Nische eben ausfüllenden, in Zahnharz getränkten Wattebäuschchen oder mit dünn angerührtem Fletscher für 24 Stunden einen Abschluß bewerkstelligen. Das Arsenbäuschchen läßt man nur dann liegen, wenn der Verband genügend fixiert werden kann, so daß nicht die Gefahr besteht, daß sich die Einlage löst und verschluckt wird; jedenfalls bestellt man den Patienten für den nächsten Tag wieder, um die Einlage gänzlich zu entfernen; bis dahin ist die Pulpa so weit verätzt, daß der Patient sicher schmerzfrei bleibt; es ist ihm aber strengstens einzuschärfen, daß er in ungefähr 14 Tagen wieder kommen muß, um die Extraktion zu Ende zu führen, denn wenn weiter nichts geschieht, so wird in der Regel der tote Pulpastrang vom Munde her bald infiziert und könnte dann in einigen Wochen eine schwere Periostitis nachfolgen.

Ist der größte Teil der Wurzel bei der Extraktion entfernt worden und nur die Wurzelspitze abgebrochen, dann halte man sich vor Augen, daß eine eventuell notwendige Aufmeiseluug des Kiefers mit Aufklappung der Schleimhaut (nach Partsch) eben doch eine Operation ist und in den an Masse stärkeren Gebieten des Kiefers nicht einmal eine so ganz geringfügige. Eine Operation vorzunehmen ist aber nur dann gerechtfertigt, wenn eine zureichende Indikation für dieselbe gegeben ist. Uns erscheint es von vornherein denkbar und ist es auch durch die Erfahrung bestätigt, daß kleine Wurzelreste bei lebender Pulpa, manchmal unter Mitbeteiligung der letzteren, vom Zahnfleisch vollständig überwachsen werden und reaktionslos einheilen können. Dadurch wird die Indikation zur Vornahme einer operativen Extraktion der Wurzelfragmente bei den in Rede stehenden Fällen etwas eingeschränkt. Allerdings geben solche eingeheilte Wurzelfragmente ab und zu Anlaß, daß sich später einmal eine Neuralgie entwickelt; dann liegen aber die Dinge anders, dann ist eben die Indikation zur Operation gegeben. Weit entfernt, etwa die regelmäßige Belassung von Wurzelfragmenten lebender Zähne zu befürworten, können wir es doch auch nicht gutheißen, ins gegenteilige Extrem zu verfallen.

2. Vorkehrungen gegen Infektion.

Man stelle möglichst hygienische Verhältnisse im Munde her durch Entfernung wenigstens übermäßigen Zahnsteines, insbesondere an der entsprechenden Kieferseite, wo er wegen längeren Nichtgebrauches stärker entwickelt zu sein pflegt, und suche zu gedachtem Zwecke den Patienten zu bewegen, daß er sich in nächster Zeit etwa noch vorhandene schadhafte Zähne füllen, faulende Wurzeln entfernen lasse, indem man ihm vorhält, wie wichtig für ihn ein reiner Mund ist, um nachträglichen bösen Folgen der Extraktionsfraktur entgegen zu wirken. Man desinfiziere vor Entlassung des Patienten noch einmal seine Mundhöhle mit einer Perhydrolmassage (siehe oben) und verordne Formamint-Tabletten, ferner Mundspülungen, zumal nach den Mahlzeiten, mit Thymolspiritus, 1 %iger Wasserstoffsuperoxydlösung oder doch wenigstens Salbeitee zur Verdünnung der Mundflüssigkeiten und lasse diese Spülungen fortsetzen, bis die Extraktionswunde geschlossen ist. Falls doch Komplikationen eintreten, muß der Patient sofort wiederkommen. Nicht selten sind nach Monaten durch Resorption des Knochens die Wurzeln soweit vorgeschoben, daß sie sich unschwer entfernen lassen.

b. Extraktion der Zahnfragmente.

Zur Entfernung der Zahnfragmente nach Extraktionsfraktur steht uns eine Reihe typischer Operationsmethoden zu Gebote, unter denen die Schleimhautaufklappung nach Partsch den ersten Platz einnimmt und die je nach der Lage des Falles und nach Geschick und Übung des Operateurs in verschiedener Weise abgeändert und kombiniert zu werden pflegen. Dabei ist die Frage, ob es sich um einen lebenden oder toten Zahn gehandelt hat, weniger von Belang. Sie laufen alle so ziemlich darauf hinaus, durch Beseitigung eines Teiles der Alveolenwand einen Angriffspunkt an der Wurzel selbst zu gewinnen, sei es um beiderseitig die Backen einer Resektionszange bis zu einem druckfesten Querschnitte vorschieben oder einseitig einen Hebel einzwängen zu können, oder auch um die Wurzel so weit zu lockern, daß man sie mit Schraube, Pinzette und dgl. aus dem Grunde der Alveole hervorzuholen vermag. Dasjenige Verfahren, bei welchem man mit der geringsten Verletzung der Weichteile und des Knochens auskommt, wird jeweils das beste sein und wenn der Operateur seine Ruhe und Gelassenheit nicht verliert, so wird dies neben der Anästhesie am meisten dazu beitragen, daß der Patient vertrauensvoll und geduldig die oft langwierigen Manipulationen über sich ergehen läßt.

Die Methode von Partsch haben wir schon früher beschrieben; sie ist von Williger[86] durch recht instruktive Bilder, die eine Demonstration fast ersetzen, erläutert worden. Eine besondere Empfehlung verdient die Methode Schlemmers[81], der mit seinem Krallenhebel, nachdem er das distale oder mesiale Zahn-, bzw. Wurzelseptum teilweise weggebohrt hat, die Wurzel stürzt oder anspießt und solcherart oft eine größere Weichteilwunde (Lappenbildung) vermeidet. Unser in Fig. 52 und 53 abgebildeter Druckmeißel kann außer zur Kürzung der Alveole auch als Hebel verwendet werden.

Beispiel: Beim Versuche, einen lippenwärts außer der Reihe stehenden kariösen unteren Eckzahn einer älteren Person zu extrahieren, war die Krone abgebrochen; eine Längsinzision durch das Zahnfleisch legt die Alveole frei, deren oberer Rand mittelst des Druckmeißels leicht wegzuschneiden ist, worauf mit demselben Druckmeißel die Wurzel unter hebelnden Bewegungen gelockert und nach vorne luxiert wird.

Die Anwendung des Wurzelspitzen-Entwicklers (Fig. 54) mögen folgende Beispiele zeigen:

Beispiel: Bei der Extraktion eines oberen ersten Molaren war die äußere Alveolenwand teilweise mitgegangen, aber dennoch die Spitze der distalen Wangenwurzel abgebrochen und stecken geblieben; sie wird mit einem Fissurenbohrer umbohrt und hierauf mit dem Entwickler aus ihrem Lager befreit.

Beispiel: Bei der Extraktion eines oberen ersten Prämolaren bricht die palatinale Wurzel ziemlich hoch ab; es wird versucht, die Wurzelspitze mit einem großen Rosenbohrer in toto auszubohren; nach kurzer Arbeit ist sie deutlich beweglich; um das kleine Scherbchen hervorzuholen, wird der Entwickler eingeführt; das Fragment läßt sich mittelst desselben aber nur noch weiter lockern, ohne ganz herauszufolgen; dagegen gelingt es nun, dasselbe mit einer feinen Pinzette zu fassen und herauszuziehen, wobei es sich als noch relativ lang erweist.

Es ließen sich noch viele ähnliche Beispiele anführen, ohne alle Varianten zu erschöpfen, welche ein die Situation beherrschender Operateur in der Not und Gunst des Augenblickes zur Erreichung seines Zieles erfinden mag.

B. Extraktionsfraktur bei toter Pulpa.

Während man sich in Fällen von Extraktionsfraktur bei lebender Pulpa, wenn die Umstände dazu drängen, eher entschließen kann, die Beendigung der Operation auf einen gelegeneren Zeitpunkt zu verschieben und sich für den Augenblick mit der Schmerzstillung zu begnügen, ist die Belassung von Fragmenten sog. gangränöser Zähne immer eine gewagte Sache, denn hier hat man es mit ausgesprochen infizierten Wurzelkanälen zu tun. Durch die mit dem Extraktionsversuche verbundene Verletzung der Weichteile und des Kieferknochens schafft man nun Blutextravasate, welche für die in den Wurzelkanälen vorhandenen Mikroorganismen einen günstigen Nährboden abgeben, dank welchem, insbesondere bei Streptokokken, die, wie ich durch ausgedehnte Untersuchungen nachweisen konnte, in ca. 96 % aller infizierten Wurzelkanäle zu finden sind, auch eine abgeschwächte Virulenz einer raschen Steigerung fähig ist. Auf diese Weise ist es unserer Ansicht nach wohl zu erklären, daß sich an mißglückte Extraktionsversuche von vorher selbst lange Zeit ganz reaktionslos gewesenen Zähnen und Wurzeln erfahrungsgemäß so häufig Periostitiden, oft sogar recht schwerer Natur mit Ausgang in Kiefernekrose und selbst Sepsis anschließen. Diese Erklärung genügt schon an und für sich, man braucht gar nicht erst eine lokale Herabsetzung der Widerstandsfähigkeit des Organismus gegenüber dem Haften der Infektion, hervorgerufen durch das Trauma, zu Hilfe zu nehmen, obwohl eine solche gewiß unterstützend wirken kann; noch weniger muß man schematisch immer gleich eine hypothetisch infizierte Zange beschuldigen. Selbstverständlich spielen beim Zustandekommen einer Infektion in solchen Fällen außer den Mikroorganismen des Wurzelkanales auch die zahlreichen Mundbakterien eine Rolle, die aber auch bei den Extraktionsfrakturen lebender Zähne vorhanden sind, weshalb im Sinne der obigen Annahme der Umstand an Bedeutung gewinnt, daß sich beim Zurücklassen infizierter Wurzelreste so viel häufiger Periostitiden im Anschlusse an die Operation entwickeln, als dies beim Zurücklassen von Zahnfragmenten lebender Zähne der Fall ist, wo nach sekundärer Nekrose und Infektion der Pulpa im weiteren Verlaufe zwar auch Periostitiden anftreten können, dieselben aber auch häufig lange Zeit oder ganz ausbleiben, weil der mittlerweile organisierte Blutkuchen nicht mehr den leicht angreifbaren Nährboden abgibt oder durch Resorption überhaupt schon verschwunden ist.

Wie dem auch sei, die Erfahrung lehrt, daß, wenn nach Extraktionsfrakturen tote Wurzelreste zurückgelassen werden, sich gewöhnlich unmittelbar an die mißglückte Operation eine Periostitis anschließt. Daher soll man möglichst trachten, solche Operationen mit vollständiger Entfernung der Wurzelreste noch in derselben Sitzung zu beendigen. Bei hinreichender Anästhesie kann dies durch energische Anwendung der Resektionszange, durch Hebelextraktion oder durch irgend eine Art operativer Extraktion auch meist, ohne daß der Patient besondere Schmerzen auszustehen hätte, ausgeführt werden. Die dabei gesetzte größere Wunde erfordert allerdings eine besondere Behandlung, die wir dann in der Weise durchführen, daß wir die möglicherweise stärker kontaminierte Wunde dick mit Perubalsam bedecken und durch antiseptische Tamponade eine Infektion vom Munde aus hintanzuhalten trachten.

Immer auch ist der Grund der Alveole auf infizierte Granulationen zu untersuchen, welche, wenn vorfindlich, mit dem scharfen Löffel energisch ausgekratzt werden. Ferner sind die regionären Lymphdrüsen in Beobachtung zu halten und bei Anzeichen von Entzündung zu behandeln, um dem dolor post extractionem vorzubeugen.

Die schlimmste, zum Glück seltene, Extraktionsfraktur ist diejenige, welche an akut oder subakut periostitischen Zähnen passiert. Hier muß das Zahnfragment, bei versagender Lokalanästhesie eventuell in Narkose, unbedingt sofort entfernt werden, andernfalls eine Verschlimmerung der Periostitis unausbleiblich ist. Solch einen bedauernswerten Patienten muß man dann sofort zu Bett schicken und gegen die Schmerzen äußerlich mit Eisblase, innerlich mit Aspirin, Salophen (0,5 pro dosi 3mal zu geben), Pyramidon (0,25 pro dosi) oder Morphium, das letzere besser subkutan eingespritzt, anzukämpfen suchen. Auf Grund unserer in neuester Zeit bei dentalen Phlegmonen mit dem Deutschmann-Serum gemachten Erfahrungen,[76, S. 49 ff. 87.] würden wir künftig in so einem Falle sofort diese Serumtherapie einleiten, die vielleicht auch prophylaktisch nach eingreifenderen, eine infektiöse Reaktion befürchten lassen-

---

87. B. Mayrhofer: Über die Verwendung des Deutschmann-Serums bei schweren dentalen Phlegmonen. W. kl. W. 1911. S. 1241.

den Extraktionen am Platze wäre. Abszedierung sucht man durch frühzeitige Inzision zu beschränken. Ehebaldigst nach Ablauf der akuten Erscheinungen sind die Wurzelreste zu entfernen, um ein Rezidiv hintanzuhalten.

Bahnt sich in solchen Fällen der Eiter einen Weg nach außen, so ist die Inzision dem Spontanaufbruche bei weitem vorzuziehen, um eine stärkere Zerstörung der Wangenweichteile zu vermeiden. Meist wird, ob Inzision oder Spontandurchbruch, zunächst eine Fistel zurückbleiben, welche nach Extraktion des Zahnes gewöhnlich spontan heilt, in längere Zeit vernachlässigten Fällen aber auch noch eine Operation von außen erfordert, die in Auskratzung des Fistelganges und der die Haut unterminierenden Granulationen und Exzision der veränderten Hautanteile mit nachfolgender Naht besteht, während von innen durch die Alveole drainiert wird.

3. Extraktion und Nebenverletzungen.

Von Nebenverletzungen, die sich anläßlich einer Zahnextraktion, ereignen können, kommen Weichteil- und Knochenverletzungen in Betracht.

Die Weichteilverletzungen sondern sich in nähere und entferntere. Zu ersteren gehören die unbeabsichtigten, über das Unvermeidliche hinausgehenden Kontinuitätstrennungen des Zahnfleisches in der unmittelbaren Nachbarschaft des zu entfernenden Zahnes, wie sie durch unsichere Führung der Zange bei deren Adaptierung an den Zahnhals oder durch Abgleiten mit dem Hebel, wenn man sich nicht hinreichend gegengestützt hat, häufig geschehen. Schon seltener wird es vorkommen, daß jemand auf diese Weise mit der Wangenschleimhaut oder der Zunge in Kollision gerät. Eine typische und auch ohne Verschulden des Operateurs relativ leicht zustande kommende Verletzung besteht darin, daß das Zahnfleisch sich bei der Luxierung des Zahnes vom Zahnhalse nicht löst, sondern mit dem halbgehobenen Zahne in Verbindung bleibend eine Strecke weit einreißt und vom Knochen abgehoben wird; es kann dies nach vorne hin oder nach rückwärts oder nach beiden Richtungen zugleich stattfinden, so daß dann der Zahn wie in einer Schlinge hängt. Wir beobachten derlei bei der Extraktion von Zähnen, die ein- oder beiderseitig ohne Nachbar sind, insbesondere wenn ein alleinstehender unterer Weisheitszahn gezogen wird und kann dann der eingerissene Schleimhaut-Periostlappen ziemlich hoch auf die Vorderkante des aufsteigenden Kieferastes hinaufreichen. Solche Verletzungen sind nicht gleichgiltig, weil sie zu Infektionen Anlaß geben; ich sah einmal einen Patienten, der nach einer solchen Verletzung, die überdies vernachlässigt worden war, einen schwer septischen Zustand durchzumachen hatte. Wenn man daher während der Extraktion an dem halbgehobenen Zahne das Zahnfleisch hängen sieht, so muß man mit der Extraktion sofort innehalten und entweder mit einer Pinzette oder mit dem Entwickler (Fig. 54), der auch hier recht brauchbar ist, das Zahnfleisch vom Zahnhalse lösen und reponieren oder die Zahnfleischbrücke mit einer krummen Schere durchschneiden, um dann erst den Zahn vollständig zu extrahieren. Schon etwas entferntere und zugleich seltene Weichteilverletzungen betreffen den Nervus alveolaris inferior im Canalis mandibularis, wenn die Wurzelenden der unteren Zähne in Beziehungen zu dem Kanal stehen, oder gar den Facialis (Zesas[88]). Dagegen müssen wir eine andere entfernte Weichteilverletzung im Extraktionskurse des öfteren im letzten Augenblicke durch unser Dazwischentreten verhüten, das ist nämlich die Quetschung der Unterlippe zwischen den unteren Front- oder Backenzähnen und den Griffen der Resektions- und anderer Zangen, welche Gefahr der ungewandte Anfänger bei rückwärts im Oberkiefer vorzunehmenden Extraktionen leicht übersieht.

Was die Behandlung der genannten Verletzungen anlangt, so betupft man kleinere Quetschwunden am besten mit Jodtinktur[89]; stärkere Einrisse im Zahnfleische werden durch Naht zur primären Verheilung gebracht; Nervenlähmungen fallen in den Bereich des Elektrotherapeuten.

Was die Knochenverletzungen angeht, so sind die mit der Überdehnung der Alveole, ferner die mit der Resektionsextraktion verbundenen, desgleichen die gelegentliche unbeabsichtigte Fortnahme kleiner Anteile der Alveolenwand, insbesondere bei oberen Molaren (Außenwand), sowie das unvermeidliche Mitgehen kleiner Knochenspangen bei stärkerer Durchlöcherung der Kortikalis durch Granulomusuren bereits als belanglos erwähnt worden. Ausgedehntere Frakturen des Ober- und Unterkiefers kommen anläßlich von Extraktionen zu selten vor (zur Zeit der Herrschaft des Schlüssels sollen sie häufiger gewesen sein), als daß sie praktisch eine Rolle spielen würden. Nur die Tuberositas des Oberkiefers scheint etwas gefährdet zu sein, wenigstens ist mir ein Fall bekannt, in welchem dieselbe gelegentlich einer unvorsichtig vorgenommenen Extraktion des rechten oberen Weisheitszahnes bei einer Patientin von grazilem Knochenbau in ziemlicher Ausdehnung abgebrochen wurde.

Praktisch wichtig dagegen sind die Antrumeröffnungen, welche im Anschlusse an Zahnextraktionen stattfinden können. Daß diese Möglichkeit aus anatomischen Gründen am ehesten beim zweiten Backen- und ersten und zweiten Mahlzahne naheliegt, haben wir im Abschnitte über die Zangenextraktion im Oberkiefer schon gesehen, sowie wir wissen, daß bei stärkerer Ausbildung der Alveolarbucht des Antrums auch noch andere Zähne in deren Bereich liegen können; außerdem ist zu erwähnen, daß es zur Eröffnung des Antrums auch sekundär auf dem Umwege über eine partielle Knochennekrose kommen kann, dies auch nach Extraktion von Zähnen, deren Wurzelspitzen nicht direkt den Antrumboden berührten. Gewöhnlich aber ist das letztere der Fall oder die Wurzelspitzen ragen sogar in das Antrum hinein, wenn eine Eröffnung derselben bei einfachen Zangenextraktionen erfolgt, oder aber es ist der knöcherne Boden des Antrums durch Granulomusuren durchlöchert und der Abschluß des Antrums teilweise ein häutiger, wie ich einmal gelegentlich der Extraktion eines rechten ersten Molaren fand.

Beispiel: R. M., 20 J. alt. Am 19. VI. 03 Extraktion des tief kariösen, reaktionslosen ersten Molaren rechts oben. Trotzdem die Wurzeln, durch Karies voneinander getrennt, nur mehr lose zusammenhängen, folgen alle drei mitsammen gleichzeitig bei der Extraktion heraus; die Wurzeln sind relativ kurz (ca. 1 cm) und gegeneinander gekrümmt; jede trägt an der Wurzelspitze ein Granulom und zwischen denselben liegt horizontal eine dünne Knochenlamelle, die durch die drei konfluierenden Granulome aus dem Antrumboden sozusagen herausgestanzt worden war; das Antrum ist entsprechend der Dicke des ganzen Zapfens eröffnet.

---

88. Zesas: Zahnextraktion und Facialislähmung. D. M. W. 1910. S. 189.
89. A. Schanz: Jodtinktur zur Behandlung kleiner Zufallswunden. D. M. W. 1910. Nr. 33.

Die Eröffnung der Kieferhöhle findet in den eben beschriebenen Fällen vom Alveolarfortsatze her, also in der Alveolarbucht, statt; geschah sie von der Fossa canina her, so ist dies dann schon etwas anderes, nämlich nicht mehr ein durch die vorliegenden normal- oder pathologisch-anatomischen Verhältnisse bedingtes, unvermeidliches Ereignis, sondern das ist dann schon eine Kieferfraktur.

Beispiel: Einem jungen Manne war vor 11 Tagen der zweite, zwei Tage darauf der erste Molar links oben gezogen worden; wegen anhaltender Schmerzen sucht Patient die Klinik auf. Die Untersuchung ergibt eine Fraktur der fazialen Wand des Antrums, von unten nach oben verlaufend, und eine breite Eröffnung des Antrums dadurch, daß der Alveolarfortsatz entsprechend den beiden Molaren samt dem interdentalen Septum bei den früher vorgenommenen Extraktionen fortgenommen worden war. Bei der Operation wurde nach Aufklappung der Schleimhaut ein daumennagelgroßes Stück der fazialen Antrumwand in der Kieferhöhle liegend vorgefunden und entfernt; die Antrumschleimhaut war hyperämisch, sonst normale Verhältnisse, keine Eiterung.

Mitunter wird durch eine mit Perforation ins Antrum komplizierte Extraktion ein latentes Kieferhöhlenempyem manifest.

Bemerkenswert sind diejenigen Fälle, bei welchen nicht direkt durch die Extraktion schon das Antrum eröffnet wird, sondern in denen sich an die Extraktion eine partielle Kiefernekrose anschließt und erst durch den Ausfall des Sequesters das Loch in der Antrumwand entsteht. Es ist klar, daß diese Fälle selten sind, denn die an sich nicht gar so häufige dentale Nekrose greift minder oft durch den Querschnitt des Knochens, vielmehr haben wir es meist nur mit kortikalen Sequestern zu tun. Ich habe zwei einschlägige Fälle zu beobachten Gelegenheit gehabt. Der eine betraf eine ältere Frau, die nach Nekrose, ausgehend vom extrahierten zweiten Molaren links oben, ein großes Loch ins Antrum bekam, das mit einem Obturator verschlossen werden mußte. Den anderen Fall haben wir schon früher bei der Schraubenextraktion erwähnt (Beispiel S. 49); bei dem Patienten stießen sich nachträglich zwei kleine Sequester ab, wodurch eine, in der Gegend des lateralen Schneidezahnes gewiß seltene Kommunikation zwischen Mundhöhle und Antrum hergestellt wurde, die sich mit der Zeit bis auf eine kleine Lücke, aber nicht vollständig schloß. Durch Vermittlung solcher Nekrosen kann auch im Gefolge der Extraktion solcher Zähne eine Antrumeröffnung zustande kommen, welche normalerweise in keiner näheren Beziehung zur Kieferhöhle stehen, wie dies auch bei meinen beiden Beobachtungen der Fall war.

Für die Therapie der Antrumeröffnung nach Extraktion gelte als Leitstern: Nur kein Zuviel! Man unterlasse, wenn anders nicht eine ausdrückliche Indikation hierzu gegeben ist, jede Sondierung oder Ausspülung und beschränke sich darauf, die Alveole und zwar nur diese, ohne ins Antrum hinein vorzudringen, mit Jodoformgaze zu tamponieren, so verhindernd, daß Speisen etc. in das Antrum gelangen können; unter mehrmaligem Wechsel des Tampons wird man die Kommunikation nach ein bis zwei Wochen sich schließen sehen. Zeigt sich die eröffnete Kieferhöhle als erkrankt, dann allerdings hat die entsprechende Behandlung platzzugreifen.

4. Extraktion und Nachblutung.

Fälle von Verblutung nach Zahnextraktion, die in der Literatur in verhältnismäßig nicht unerheblicher Zahl verzeichnet sind, betrafen hauptsächlich Hämophile. Aber auch ohne diese Prädisposition sind unstillbare Blutungen mit tödlichem Ausgange ab und zu vorgekommen. Diese Tatsache zusammen mit dem Aufregenden, das länger dauernde Blutungen immer an sich haben, begründet die praktische Bedeutung der exakten Blutstillung nach der Extraktion.

Abnorme Nachblutungen können kapillarer, venöser und arterieller Natur sein oder sie sind durch eine vorhandene Diathese bedingt, worüber wir in dem Abschnitt über die Indikationsstellung das Wichtigste gehört haben.

Die Grundlage der Blutungsbehandlung ist eine genaue Diagnose ihrer Quelle. Hierzu ist eine sorgfältige Inspektion der Wunde notwendig, der eine gründliche Entfernung aller Blutgerinsel vorausgehen muß; letztere wird sonderbarer Weise manchmal verabsäumt und sind Fälle bekannt, in denen tagelang die abenteuerlichsten Mittel angewendet wurden, bis endlich einer daraufkam, die Wunde freizulegen, eine spritzende Arterie zu entdecken und den Kranken zu retten.

Als prophylaktische Maßnahme haben wir schon die Vermeidung der saugenden Mundspülungen hervorgehoben. Zur Behandlung selbst ist nur selten eine Umstechung notwendig und nur in verzweifelten Fällen zur Unterbindung in der Kontinuität gegriffen worden; meist genügt irgend eine Form der Tamponade, deren einfachste in der bei der Nachbehandlung der Extraktion bereits geschilderten Methode besteht, die sich mit leichtem Zusammendrücken der Wundlippen und Auflegen eines daumengliedgroßen sterilen Gaze- oder Wattetupfers, auf den einige Zeit aufgebissen wird, erledigt. Wer diese Vorschrift regelmäßig bei jeder Extraktion befolgt, wird von vornherein wenig mit stärkeren Blutungen zutun bekommen.

Gegebenen Falles muß man aber zu dieser äußeren Tamponade noch die innere, nämlich die Tamponade der Alveole selbst, hinzufügen. Letztere wird manchmal insoferne unzweckmäßig ausgeführt, als ein einziger, viel zu voluminöser Tampon verwendet wird; ein solcher fällt nicht nur bald wieder heraus, sondern er läßt auch in der Tiefe der Alveole einen Hohlraum bestehen, in den es weiterblutet; er saugt also, anstatt zu tamponieren. Die richtige Ausführung der Tamponade besteht vielmehr darin, daß man nacheinander mehrere kleine Stückchen der Gaze in die Alveole stopft und sie so vom Fundus bis zum Rande fest ausfüllt. Darauf wird dann der größere äußere Tampon gelegt und nun längere Zeit, eine halbe Stunde und mehr, aufgebissen, eventuell unter Zuhilfenahme eines Kinntuches, mittelst dessen man den Unterkiefer gegen den Oberkiefer auch für mehrere Stunden fixieren kann.

Was das zur Tamponade zu verwendende Material betrifft, so dient hierzu entweder ein nur antiseptisch wirkendes oder es wird noch ein styptisches Mittel hinzugefügt. Unter den ersteren steht die Jodoformgaze obenan, weil der aus ihr bereitete Tampon am längsten vor fauligem Geruche bewahrt bleibt; dies ist bei der Blutstillungstamponade, die man längere Zeit liegen lassen muß, von wesentlichem Belange. Schon etwas styptisch wirkt die klebende Jodoformgaze, die sich besonders gut ineinander schmiegt, auch dem Wasserstoffsuperoxyd, mit dem man die Gaze tränkt, wird eine blutstillende Wirkung nachgerühmt. Von den direkt styptischen Mitteln ist die Eisenchloridwatte, die einst in hohem Ansehen stand, nur in negativem Sinne zu erwähnen; abgesehen von den Schmerzen, die sie verursacht, setzt sie tiefe und langsam heilende Verätzungen, die Schorfe verschmieren nur abscheulich die Wunde, darunter blutet es oft ungemindert weiter. Mehr Vertrauen genießt mit Recht die von der Billrothschule eingeführte Penghawar-Djambiwatte, in deren verfilzten Fasern das Blut oft überraschend schnell gerinnt. Das Styptizin (Merck-Darmstadt) erfährt mehrseits eine günstige Beurteilung. Ich selbst erinnere mich eines Falles, es handelte sich um einen durch chronischen Alkoholismus prädisponierten Weinhändler, in welchem nach fester Tamponade der Alveole mit klebender Jodoformgaze zwar die profuse Blutung nachließ, aber rings um den Tampon vom Zahnfleischrande doch unaufhörlich Blut nachsickerte; ich wollte den Tampon, der die Intensität der Blutung so bedeutend herabsetzte, nicht entfernen und bestreute daher den Rand mit Styptizinpulver, was von augenblicklichem und auch anhaltendem Erfolge begleitet war; die erwähnte Prädisposition des Patienten beruhte in dem Falle nicht auf bloßer Vermutung, sondern manifestierte sich durch eine mächtige Suffusion der ganzen Wangenhaut, die bald nachher in allen Farben des Regenbogens schillerte. Gegen die Gelatineinjektion ist man durch einige Tetanusfälle, die sich nach ihrer Anwendung ereigneten, mißtrauisch geworden, wenngleich die neueren Präparate als sicher bazillenfrei erklärt werden. Broca[90] hat bei Hämophilie mit frischem, tierischem Serum Erfolg gehabt, an dessen Stelle er später die Einspritzung von Antidiphtherieserum setzte und in einem Falle auch durch Auflegen eines damit getränkten Tampons sein Ziel erreichte. Scheff[44] tropft eben ertragbar heißes Wasser (45—50° C.) in die Alveole, Herrenknecht[91] empfiehlt Watte in auf 70—80° erwärmtes Wachs zu tauchen und damit die Alveole zu tamponieren; Männich[92] hat der Wattewachspropf von Herrenknecht im Stiche gelassen; er macht einen Abdruck, schneidet am Negativ die Zahneindrücke aus, so daß es bequem wieder über den Kiefer gestülpt werden kann, legt Watte auf die Wunde und drückt darauf den Abdruck samt dem Löffel, den er dem Patienten mit nach Hause gibt. So ließen sich noch eine ganze Reihe von Kunstgriffen aufzählen, mit deren Hilfe es in einzelnen Fällen gelang, bedrohlicher Blutungen Herr zu werden.

5. Extraktion und Nachschmerz.

Es kann für einen armen Zahnleidenden kaum eine größere Enttäuschung geben, als wenn er, um seine Schmerzen los zu werden, einen Zahn opfert und nun von noch ärgeren Schmerzen gepeinigt wird, als vorher; auch für den Arzt gehören solche Erlebnisse nicht zu den angenehmsten. Die Ätiologie und Symptomatik dieser Nachschmerzen, welche unter dem das praktisch wichtigste trefflich bezeichnenden und daher klinisch gut brauchbaren Sammelnamen: dolor post extractionem zusammengefaßt werden, ist recht mannigfaltig. Wir wollen, dieses Thema besprechend, die Nachschmerzen nach dem Zeitpunkte ihres Auftretens in zwei Gruppen einteilen:

1. Unmittelbar im Anschlusse an die Extraktion auftretende Schmerzen.

a) die Ursache ist in der Wunde gelegen, ohne Infektion.

---

90. Broca: Die Blutstillung bei den Hämophilen durch Injektionen mit frischem tierischem Serum. Med. Kl. 1907. Nr. 48. III. Jahrg. 91. Herrenknecht: Blutstillung nach Extraktion. D. z. W. 1908. S. 945. 92. Männich: Über Blutstillung. D. z. W. 1909. S. 8.

Dies betrifft die Minderzahl der Fälle. Es handelt sich dann entweder um zurückgebliebene Zahn- oder Knochensplitter, die mit der Pinzette zu entfernen sind, oder um eine Infraktion der Alveole, welche durch Reposition behoben wird, oder um Einklemmung von Zahnfleisch im Alveolenspalt, welcher Zustand beseitigt wird, oder endlich um Schmerzen, welche seitens der abgerissenen und bloßliegenden Gewebsnerven ausgelöst werden; in letzterem Falle reinigt man die Alveole, indem man sie mit in frischbereitete 5—6prozentige Perhydrollösung getauchten, kleinen Tupfern auswischt, von allen Blutgerinnseln und tupft ihre Wände energisch mit einem reichlich in konzentrierter Karbolsäure getränkten kleinen Fungusstückchen ab, um die Nervenenden mit einem Schorfe zu überdecken und so vor mechanischer Reizung, zu welcher schon die Berührung mit dem Mundspeichel ausreicht, zu schützen.

b) Die Ursache liegt in einer infektiösen Entzündung der regionären Lymphdrüsen am Kieferrande. Diese ist nach Partsch[93] als die häufigste Quelle des dolor post extractionen zu betrachten.

Was das Nähere der Ätiologie anlangt, so hat man es entweder mit einem periostitischen Zahne zu tun, wo also die Lymphdrüse schon von vorneherein erkrankt ist und ihre Entzündung auch nach Extraktion des Zahnes, durch welche sie ja nicht augenblicklich behoben wird, noch fortbesteht, oder aber es ist zwar der Zahn nicht periostitisch, es tritt jedoch nachträglich eine Infektion der Wunde ein, welcher die Lymphdrüsenentzündung auf dem Fuße folgt.

Die Therapie hat sich gegebenen Falles zunächst mit der Wunde zu befassen. Es wird also das in der Alveole sitzende, eitrig oder faulig zerfallende Blutgerinnsel, eventuell durch Auskratzen mit dem scharfen Löffel, gründlich entfernt, die Alveole mit 6prozentiger Perhydrollösung ausgewischt oder ausgespritzt, bis der üble Geruch verschwunden ist und hierauf locker über Perubalsam mit Jodoformgaze tamponiert; oft genügt eine einzige Tamponade, manchmal müssen deren mehrere vorgenommen werden und der Patient muß fleißig spülen.

Sehr wichtig ist die Behandlung der Lymphdrüse; hierzu soll man nicht feuchtwarme Umschläge anwenden, weil sie die Entwicklung und Ausbreitung von Phlegmonen (Mundboden!) eher fördern. Das souveräne Mittel sind hier vielmehr trocken warme Verbände mit Thermophor oder Mehlsäckchen (Partsch). Innerlich kann Salophen, Aspirin, Pyramidon gegeben werden.

2. Einige Zeit nach der Extraktion auftretende Schmerzen.

Hierbei handelt es sich entweder um eine chronische Drüsenentzündung, zu deren Behandlung feuchte Verbände mit essigsaurer Tonerde oder Darkauer Jodsalz wohl am Platze sind, desgleichen äußerliche Einpinselungen mit Jodtinktur oder Einreibungen mit Jod-Jodkalisalbe, oder es bilden sich infolge ungleichmäßiger Resorption scharfe Knochenkanten, welche von innen gegen die Schleimhaut andrängen; manchmal haben dieselben die letzteren bereits durchstochen und können mit der Pinzette gefaßt und entfernt werden, worauf rasch Heilung eintritt; in anderen Fällen sind sie noch von der Schleimhaut bedeckt, welche eventuell ein recht schmerzhaftes Dekubitalgeschwür trägt;

93. K. Partsch: Ein Beitrag zur Klinik der Zahnkrankheiten. Ö. Z. f. Stom. 1903. S. 285 u. 317.

dann wird man unter lokaler Anästhesie die Schleimhaut bogenförmig einschneiden, aufklappen und die vorspringenden Knochenkanten mit einer schmalen Luer'schen Zange abkneipen. Diese Resektion der Alveolarränder ist in der Behandlung des dolor post extractionem von ansehnlicher praktischer Bedeutung; nicht so selten tritt derselbe in Form einer regulären Neuralgie auf, die noch nach Jahren als selbständiges Krankheitsbild imponieren und durch die genannte kleine Operation auf einfache Weise geheilt werden kann.

Sowie pulpitische Schmerzen nicht selten in die Ohren ausstrahlen, kann auch der dolor post extractionem, wie ich einmal zu beobachten Gelegenheit hatte, in Form einer Otalgie auftreten.

Beispiel: 16. IV. 1904. Frl. St. Der erste Molar rechts oben verursacht schon seit einigen Wochen periostitische Schmerzen, wobei auch öfters Schmerzen im rechten Ohr verspürt werden; derzeit ist der Zahn ohne periostitische Erscheinungen. Die subgingivale Injektion von Kokain-Adrenalin löst sofort einen äußerst heftigen Schmerzanfall im rechten Ohr aus; nach einigen Minuten lassen die Ohrenschmerzen nach, jedoch ohne vollständig zu verschwinden. Die fünf Minuten nach der Injektion vorgenommene Extraktion des Zahnes verläuft absolut empfindungslos, aber unmittelbar nach beendeter Extraktion setzt neuerdings der intensive Ohrenschmerz ein, der erst nach einiger Zeit allmählich nachläßt.

6. Extraktion und Infektion.

Vor noch nicht sehr langer Zeit wurde jeder infektiöse Prozeß, der an Fällen zur Beobachtung kam, in welchen u. a. auch eine Zahnextraktion vorgenommen worden war, dem „unreinen Instrumente" zugeschoben. Inzwischen haben wir mit der besseren Erkenntnis der Biologie der Mikroorganismen unsere Ansichten über den Gegenstand dahin modifiziert, daß für die Extraktionswunde hinreichend Gelegenheit zu anderweitiger Infektion gegeben ist und daß auch die im Zahne selbst sitzende Infektionsquelle für sich allein imstande ist, die schwersten Folgen herbeizuführen; das letztere wurde z. B. durch einen von Ossowski[94] veröffentlichten, letal ausgegangenen und obduzierten Fall bewiesen, in welchem an dem kariösen Zahne, von dem nachweislich die tödliche Sepsis ausgegangen war, keinerlei therapeutische Eingriffe vorgenommen worden waren.

Dies darf uns jedoch nicht indolent werden lassen, denn andererseits teilte O. Erhardt[95] kürzlich folgenden Fall mit:

Einem neunjährigen Mädchen, das aus gesunder Familie stammte und angeblich stets gesund gewesen war, wurde von einem Zahnheilkundigen ein Prämolarzahn gezogen; die Wunde heilte nicht und es trat eine Verdickung des Alveolarfortsatzes und Schwellung einiger Drüsen in der Submaxillargegend auf. Innere Organe gesund, auch sonst keine Drüsenschwellungen. Nach operativer Entfernung des tuberkulösen Herdes glatte Heilung.

O. Erhardt hält namentlich wegen der ausgedehnten Miterkrankung des Alveolarfortsatzes die Übertragung bei der Extraktion selbst als erwiesen, eine Ansicht, welche wohlbegründet erscheint. Ebenso wie eine tuberkulöse kann aber natürlich auch jede andere Infektion mit der Zahnzange übertragen werden. Nichtsdestoweniger halten wir diesen Infektionsmodus für relativ selten, da mehrfache andere Infektionsmöglichkeiten in den meisten Fällen als tatsächlich

94. A. Ossowski: Ein Fall von maligner Septikämie infolge einer Zahnkaries. Ref. Zentralbl. f. Allg. Pathologie u. Path. Anat. 1901. Bd. 12. S. 168. 95. O. Ehrhardt: Primäre Tuberkulose der Mundschleimhaut und des Unterkiefers nach Zahnextraktion. B. klin. W. 1911. Nr. 3.

näher liegend betrachtet werden müssen, ganz abgesehen davon, daß nur zu oft die Infektion schon vor dem operativen Eingriffe manifest ist.

Eine große Rolle spielt bei der sekundären Infektion der Extraktionswunde das Schicksal des Blutkoagulums in der Alveole. Nicht selten erleidet dasselbe eine faulige Zersetzung und man nimmt gewöhnlich an, daß die Infektion dann von der Mundhöhle herstammt. Mit dieser einen Erklärung reichen wir jedoch nicht aus. Wenn sich nämlich nach der Extraktion die Alveole mit Blut füllt, gleichgiltig ob man sie hat ausbluten lassen (wobei vielleicht mehr Bakterien herausgeschwemmt werden) oder ob man unmittelbar nach der Extraktion einen Tampon auf die Alveole aufgesetzt hat, so werden dadurch in allen jenen Fällen, in welchen am Apex infektiöse Granulome saßen (also in der Mehrzahl der Fälle von Extraktion gangränöser Zähne, insbesondere aber in allen Fällen von manifester Gangraena complicata) hinter dem Blutkoagulum und von demselben überdeckt Bakterien zurückgelassen. Die Erfahrung lehrt, daß mit diesen Bakterien, als einem von der Operationsbasis gleichsam abgesprengten, von dorther keinen Sukkurs mehr erhaltenden, umzingelten Heereshaufen der Organismus zumeist schnell fertig wird. Dies muß aber nicht immer so sein, zumal das benachbarte Blutkoagulum als guter Nährboden dem Bakterienschwarm eventuell Gelegenheit geben kann, sich aus eigener Kraft zu vermehren und zu stärken, und so ist wohl zweifelsohne in einem Teile der Fälle die nachträgliche Zersetzung des Koagulums auf die Wirksamkeit dieser hinter demselben zurückgebliebenen Mikroben zurückzuführen und nicht allein durch Infektion von der Mundhöhle aus zu erklären. Stammt die Infektion von der Mundhöhle her, so zerfällt das Koagulum von außen nach innen; dann ist meist keine oder nur eine geringe Weichteilschwellung vorhanden, die Lymphdrüse kaum beteiligt, kein Dolor; dann genügt als Therapie mehrmaliges kräftiges Betupfen des Wundspaltes und des Gerinnsels mit unverdünnter Jodtinktur. Erfolgt dagegen die Zersetzung des Koagulums von innen, also von diesen unter ihm eingesperrten Keimen her, dann ist die Weichteilstellung gewöhnlich stärker, insbesondere aber die Drüse regelmäßig beteiligt, sie ist vergrößert, druckempfindlich und Schmerzen, oft von großer Heftigkeit und in der Form des dolor post extractionem, beherrschen das Krankheitsbild. Nun genügt nicht mehr die einfache Tuschierung mit Jodtinktur, sondern es muß das ganze jauchige Gerinnsel, analog beispielsweise der Ausräumung des Uterus beim septischen Abortus, mit dem scharfen Löffel ausgekratzt werden, worauf man mit 6 %igem Perhydrol ausspritzt und mit Peru-Jodoform locker tamponiert; bestehen stärkere Schmerzen, so wird die gereinigte Alveole mit konzentrierter Karbolsäure ausgewischt, tamponiert und nach Partsch, Williger die Drüse mit trocken-heißen Umschlägen behandelt.

In beiden Fällen besteht ein oft scheußlicher Foetor ex ore, hauptsächlich von der jauchigen Zersetzung des Koagulums herrührend, aber auch durch die begleitende Stomatitis catarrhalis mitbedingt; er schwindet rasch, wenn das Koagulum entfernt ist und die ganze Mundschleimhant mehrmals der oben beschriebenen Perhydrolmassage unterzogen wird. Eine nach mehrfacher Anwendung von Wasserstoffsuperoxyd manchmal sich einstellende schwärzliche Verfärbung des Zungenbelages hat nichts zu bedeuten.

Was die Therapie anlangt, so wäre noch das Natrium biboracicum zu erwähnen, welches, wegen seiner absoluten Reizlosigkeit insbesondere bei Schleimhautwunden gut verwendbar und eine rasche Reinigung verschmutzter Wunden bewirkend, als Streupulver empfohlen wird[96]). Inwieweit die Anästhesie im Dienste der Entzündungstherapie, welche im Sinne von Spieß[97]) und Rosenbach[98]) durch G. Fischer[99]) in die Zahnheilkuude eingeführt wurde, für die Bekämpfung von Infektionen nach Zahnextraktion eine Bedeutung erlangt, muß noch abgewartet werden.

Die soeben geschilderten abnormen Vorgänge, die vom Blutkoagulum ihren Ausgang nehmen, sind etwas der Zahnextraktionswunde eigentümliches; dieselbe ist etwas anderes, als die sonst chirurgisch gesetzten Operationswunden, sie ist eine Höhlenwunde in oft schon infiziertem Terrain, die wir überdies nicht durch einen trockenen aseptischen Verband schützen können.

Nachdem nun „das menschliche Gewebe zu allen Formen der Entzündung und insbesondere der Eiterung weitaus mehr disponiert ist, als z. B. das Gewebe der zu unseren bakteriologischen Experimenten verwendeten Versuchstiere, so bewirken die Bakterien und deren Stoffe beim Menschen bereits in winzigen Mengen Entzündung und Eiterung, in denen sie von Tieren fast reaktionslos vertragen werden“ (Wassermann[100]). Danach ist es denn keineswegs zu verwundern, daß, nachdem das Koagulum das punctum minoris resistentiae, hier nicht hypothetisch als Verlegenheitserklärung gebraucht, zur Festsetzung der Infektion abgegeben hat, es mit der Erkrankung der Lymphdrüse nicht immer sein Bewenden hat, sondern sich jeweils noch andere Prozesse entwickeln können, die über leichtere und schwerere Weichteilphlegmonen, Periostitis und Ostitis mit Knochennekrose, Sinusthrombose und Meningitis zur Sepsis mit tödlichem Ausgange führen, worauf wir hier nicht näher einzugehen haben.

Es sei zur genaueren Präzisierung unseres prinzipiellen Standpunktes und um der heute geltenden chirurgischen Auffassung voll gerecht zu werden nur noch hervorgehoben, daß bei im Innern des Kieferknochens um den Apex akut entstehenden Infektionsherden das unbedingt Notwendige die Freilegung des letzteren ist und daß wir in der Extraktion nur eine Art der Eröffnung, nicht aber die einzige und nicht einmal die immer zureichende erblicken können. Diesen Standpunkt konnten wir kürzlich in einem uns bemerkenswert scheinenden Falle in die Praxis umsetzen:

Ein Kollege, alleinstehender Arzt im Gebirge, bekam, ausgehend vom großen Schneidezahn links oben, eine Periostitis incipiens; der Zahn war anderwärts etwa ein Jahr früher behufs Wurzelbehandlung lingual trepaniert und nach Desinfektion mit Guttapercha verschlossen worden. Der Kollege, der von seiner Praxis nicht abkommen konnte, entfernte sich selbst den Verschluß, räumte mit einer Nervnadel die Wurzelfüllung aus und war damit beinahe glücklich zu Ende gekommen, als die Nadel hoch oben abbrach. Bald darauf enorme Steigerung der Schmerzen, schwerer Schüttelfrost, Temperatur über 39°. Daraufhin fuhr der Kollege in der Nacht mit Postauto und Eisenbahn nach Innsbruck und wurde in ziemlich erschöpftem Zustande an unserer Klinik aufgenommen; da er, im Besitze einer lückenlosen Zahnreihe, auf die Erhaltung des Zahnes Wert legte, war er mit einem operativen Eingriffe in lokaler Anästhesie einverstanden. Dabei zeigte sich die Kortikalis nicht usuriert, vielmehr besonders dick; sie wurde durchbohrt und durch entsprechende Resektion

---

96. Z. f. Ch. 1907. S. 154. **97.** Spieß: Die Bedeutung der Anästhesie in der Entzündungstherapie. M. M. W. 1906. Nr. 8. **98.** Rosenbach: Warum und in welchen Grenzen sind anästhesierende Mittel bei entzündlichen Prozessen wirksam? M. M. W. 1906. Nr. 18. **99.** G Fischer: Die Anästhesie im Dienste der Entzündungstherapie. D. M. f. Z. 1907. H. 4. **100.** A. Wassermann in Kolle-Wassermann: Handbuch der pathogenen Mikroorganismen. I. S. 257.

der Wurzelspitze gewann man Zugang zu einem gut erbsengroßen, hinter der Wurzel sitzenden eiterigen Granulationsherde, der ausgelöffelt und tamponiert wurde. Patient war vom Momente des Eingriffes an schmerzfrei und befand sich, nachdem die Temperatur unter einem profusen Schweißausbruche zur Norm abgefallen war, abends bereits leidlich wohl.

Der Verlauf berechtigt hier zu der Annahme, daß durch die direkte Eröffnung des tief im Knochen sitzenden Infektionsherdes ohne Extraktion des Zahnes der infektiöse Prozeß kupiert, möglicherweise eine schwere septische Erkrankung hintangehalten wurde.

Es gibt Fälle, in welchen am Koagulum keine besonderen abnormen Vorgänge zu konstatieren sind, dennoch aber die Extraktionswunde nicht heilen will, sondern fortwährend sezerniert ohne sich zu schließen. Dann steckt entweder ein kleiner Sequester oder eine verborgene Wurzelzyste dahinter oder es handelt sich um von einem zurückgebliebenen Granulom ausgehende infektiöse Wucherungen. Diesen Zuständen bereitet der entsprechende chirurgische Eingriff ein rasches Ende.

7. Extraktion und seltenere Komplikationen.

Von solchen kommen noch am häufigsten Ohnmachten, schon während der Vorbereitungen zu oder nach der Extraktion, zur Beobachtung. Sie sind nichts Auffallendes bei schwächlichen, sensiblen Personen oder solchen, die schon mehrere Nächte schlaflos und in Schmerzen zugebracht haben. Jeder Arzt weiß ihnen zu begegnen.

Aspiration von Zähnen oder Wurzeln, auch abgebrochenen Zangenteilen, hat schon wiederholt zu Lungenabzeß geführt. Der Ausgang war mehrmals in Heilung durch Aushusten oder durch operativen Eingriff, mehrmals auch in Lungengangrän und Tod.

Litten[101]) teilt folgenden Fall mit: Bei einem 17 jährigen Jüngling, von dem zwei Geschwister bereits an Chorea litten, traten nach einer Zahnextraktion sofort Beschwerden beim Sprechen ein, bald Gliederzuckungen, weiter systolisches Blasen an der Herzspitze, Verbreiterung der Herzdämpfung, später zahlreiche Verletzungen durch Umherwerfen, Abszesse, Tod. Wohl ist hier bei einem prädisponierten Individuum nicht der Extraktion als solcher, sondern der Shokwirkung die Schuld an dem Ausbruche der Chorea beizumessen.

Baume berichtet über mehrere Fälle von Tetanus nach Zahnextraktion.

Eine Frau verfiel nach einer Extraktion in Ohnmacht und war zwei Minuten darauf tot. Die Sektion ergab: große Fettanhäufung unter dem Perikard, Wandung des linken Ventrikels besonders dünn, Herz anämisch, Musc. papillares fettig degeneriert, als Erklärung für die Synkope.

Solche Fälle, die in großer Zahl in der Literatur aufgezeichnet erscheinen, sind zumeist nicht der Extraktion an sich, sondern anderweitigen Komplikationen zuzuschreiben. Ich erwähnte einige nur deshalb, um darauf hinzuweisen, daß auch scheinbar simple Zahnextraktionen unerwartete Folgen nach sich ziehen können, wodurch uns im Interesse des Selbstschutzes nahegelegt wird, jederzeit alle nötige Vorsicht zu beobachten, um gegebenen Falles auch dem Gerichte gegenüber unser Handeln klar und voll rechtfertigen zu können.

101. Charité-Annalen 1886.

Ergebnisse der gesamten Zahnheilkunde.

Unter Mitwirkung zahlreicher Fachgenossen

begründet und herausgegeben

von

Dr. Guido Fischer
Professor, Privatdozent und Vorstand des Kgl. zahnärztlichen Instituts der Universität Marburg

und

Dr. Bernhard Mayrhofer
a. ö. Professor und Vorstand des k. k. zahnärztlichen Instituts der Universität Innsbruck.

Erster Jahrgang.

Inhalt:

I. Heft. Mk. 7.—.

Privatdozent Dr. L. **Fleischmann**-Wien: Histologie und Histogenese.

Privatdozent Dr. G. **Fischer**, gemeinsam mit den Zahnärzten **Bünte** und **Moral**-Greifswald: Normale Anatomie, Physiologie und Biologie.

Dr. P. **Adloff**-Königsberg i. Pr.: Über den heutigen Stand der vergleichenden Morphologie der Zähne der Säugetiere und des Menschen.

Hofrat Prof. W. **Pfaff**-Leipzig: Abnormitäten der Kiefer und der Zähne und ihre Behandlung.

II. Heft. Mk. 12.60.

Prof. Dr. A. **Michel**-Würzburg: Caries; Zahnhygiene; Zahnpflege in Schule, Heer und Krankenhaus.

Prof. Dr. F. **Williger**-Berlin: Allgemeine Pathologie der Mundhöhle, Alveolarpyorrhoe.

Privatdozent Dr. **Guido Fischer**-Greifswald: Beiträge zur speziellen Pathologie der Zähne unter Berücksichtigung experimenteller Forschungen.

Dr. **Alfred Kantorowicz**-München: Über den Abbau der Zahngewebe.

Dr. E. **Baumgartner**-Graz: Die tierischen und anaëroben pflanzlichen Protisten der Mundhöhle des Menschen.

III. Heft. Mk. 6.—.

Prof. Dr. H. **Peckert**-Tübingen: Konservierende Zahnheilkunde; Füllungsmaterialien. Mit 2 Figuren im Text.

Prof. Dr. Th. **Dependorf**-Leipzig: Die Wurzelbehandlung bei erkrankter Pulpa und erkranktem periapikalen Gewebe einschliesslich der Pulpaüberkappung.

Privatdozent Dr. **Euler**-Heidelberg: Narkose (Narkosiologie).

IV. Heft. Mk. 5.—.

Hofzahnarzt Dr. **Chr. Greve**-München: Heilmittellehre.

Hofzahnarzt **Alexander Sörup**-Dresden: Festsitzende massiv gegossene, im Munde reparierbare Goldbrücken und deren Herstellung.

Prof. Dr. **Reinmöller**-Rostock: Diagnose und Therapie der dentalen Kieferhöhlenempyeme.

Zahnarzt **Friedrich Luniatschek**-Breslau: Anästhesiologie (Lokalanästhesie).

Albin Lenhardtson, Über die Entwicklung der öffentlichen Mundhygiene in Schweden.

Verlag von J. F. Bergmann in Wiesbaden.

Ergebnisse der gesamten Zahnheilkunde.

Unter Mitwirkung zahlreicher Fachgenossen

begründet und herausgegeben

von

Dr. Guido Fischer
Professor, Privatdozent und Vorstand des Kgl. zahnärztlichen Instituts der Universität Marburg

und

Dr. Bernhard Mayrhofer
a. ö. Professor und Vorstand des k. k. zahnärztlichen Instituts der Universität Innsbruck.

Zweiter Jahrgang.

Acht Hefte à ca. Mk. 3.60.

Aus dem Inhaltsverzeichnis des II. Jahrganges.
Heft II.

I. Originalarbeiten.

Loos, Aus der Biologie. Vererbungslehre, Kernlehre, Vermehrung und Wachstum.
Georg Blessing, Die gegenwärtigen Methoden der Antiseptik und Sterilisation in der Zahnheilkunde. Mit eigenen Untersuchungen.
Loos, Aus der allgemeinen Physiologie.
W. Pfaff, Die Abnormitäten der Kiefer und der Zähne und ihre Behandlung.

II. Referate.

Englische Literatur. Referent: Dr. Paul de Terra-Zollikon-Zürich.
Französische Literatur. Referenten: Dr. Paul de Terra-Zollikon-Zürich und Dr. Fleischmann-Lyon.
Ungarische Literatur. Referent: Zahnarzt Dr. Landgraf-Budapest.
Russische Literatur. Referent: Zahnarzt Levanowitsch-Berlin.
Belgische Literatur. Referent: Dr. Paul Preiswerk-Basel.
Schwedische Literatur. Referent: Zahnarzt Lundström-Stockholm.
Spanische Literatur. Referent: Charles Hill-Lissabon.
Japanische Literatur. Referent: Dr. Tohl Shmamine-Breslau.
Zentralblatt für Bakteriologie. Referent: Dr. Kantorowicz-München.
Deutsche Bücher. Referent: Dozent Apffelstädt-Münster i. W.

III. Fortlaufender Index der zahnärztlichen Literatur des In- und Auslandes.

Zusammengestellt von Dr. Paul de Terra-Zollikon-Zürich.

I. Methoden der wissenschaftlichen Untersuchung. Mikroskopie. II. Normale Anatomie. III. Entwicklungsgeschichte. Histogenese. Morphologie. Heredität. IV. Histologie. V. Dentition. VI. Physiologie. Physiologische Chemie. VII. Biologie. Biochemie. VIII. Vergleichende Anatomie. Anthropologie. Paläontologie. IX. Theoretische und praktische Orthodontie. X. Bakteriologie. Antiseptik. Sterilisierung. XI. Karies der Zähne. Sensibles Dentin. Erosion. XII. Zahn und Mundhygiene. Heer. Krankenhaus. Schulzahnpflege. XIII. Allgemeine Pathologie und Therapie. Innere Medizin. Neuralgie. Rhachitis. Missbildungen. XIV. Spezielle Pathologie und Therapie. Krankheiten der Mundhöhle und der Zähne. Anomalien. XV. Alveolarpyorrhoe. XVI. Klinische und zahnärztliche Diagnostik. XVII. Narkosiologie (Narkose). XVIII. Anästhesiologie (Lokalanästhesie). XIX a. Allgemeine Chirurgie. Wundbehandlung. Hämophilie. XIX b. Spezielle Chirurgie. Chirurgische Zahnheilkunde. Fremdkörper in den Luft- und Verdauungswegen. Replantation. XX. Konservierende Zahnheilkunde. a) Wurzelbehandlung und Wurzelfüllung. XX b. Zahnfüllung. Füllungsmaterialien. Inlays (Goldguss und Porzellan). XXI. Materia medica. Pharmakologie. Toxikologie. Chemie. XXII. Röntgenologie. Radium- und Lichtbehandlung. Physik. XXIII. Chirurgische Prothese. Kieferbruchverbände. XXIV. Obturatoren. Gesichtsplastik. XXV a. Zahnärztliche Technik. Plattenprothese. XXV b. Kronen und Brücken. XXVI. Zahnheilkunde und Allgemeinmedizin. Geschichte der Zahnheilkunde. XXVII. Gerichtliche Zahnheilkunde. XXVIII. Institutsberichte. Vereinsverhandlungen. Kongresse. XXIX. Sozialpolitik der Zahnheilkunde. Standesfragen. Studium der Zahnheilkunde. XXX. Varia.

Verlag von J. F. Bergmann in Wiesbaden.

Chirurgie der Mundhöhle.

Leitfaden für Mediziner und Studierende der Zahnheilkunde.

Von

Privatdozent Dr. **H. Kaposi** und Prof. Dr. **G. Port** in Heidelberg.

Mit 111 Abbildungen im Text. — Preis: Mark 6.—.

Unter den stomatologischen Werken der letzten Zeit gebührt dem vorliegenden unbedingt eine hervorragende Stelle. Wir finden das erstemal Chirurg und Zahnarzt zu gemeinsamer Arbeit verbunden. Die Verfasser betonen mit Recht, dass der moderne Zahnarzt mit allen Erkrankungen der Mundhöhle und ihrer Nachbarschaft so weit vertraut sein muss, dass er dieselben diagnostizieren kann. Der Zahnarzt sieht sehr oft Leiden, deren Heilung in das Gebiet anderer Spezialisten fällt; er kann also durch rechtzeitiges Erkennen und Überweisen dem Patienten unendlich viel nützen. Dem speziellen Teil des Buches schicken die Autoren einige anatomische, histologische und physiologische Vorbemerkungen voraus; ferner besprechen sie die Untersuchungsmethoden und geben für die Differentialdiagnose wichtige praktische Winke.

Im speziellen Teile werden die Missbildungen, Verletzungen, Entzündungen und Geschwülste eingehend beschrieben. Bei der Schilderung der Missbildungen wägen die Verfasser die Indikationen zur Operation und zur Prothese sehr scharf ab. Hasenscharten sollen im 6. Lebensmonat, Gaumenspalten im 6. Jahr operiert werden. Obturatoren bei angeborenen Defekten sollen am besten erst im 14. Jahre angefertigt werden. Die Beschreibung der Obturatoren und deren Anfertigung hat Port, ein bekannter Meister der Technik, übernommen und sehr anschaulich geschildert. Nicht minder ist dies der Fall bei Beschreibung der Kieferfrakturen und deren technischer Behandlung. Alle Methoden werden erwähnt und die Anlegung der verschiedenen Schienen und Verbände durch Jllustrationen noch näher erläutert.

Eins der wichtigsten Kapitel ist das der Entzündungen. Ehe sich die Autoren den einzelnen charakteristischen Erkrankungen zuwenden, geben sie eine Schilderung des Wesens der Entzündung, wie wir sie trotz der Kürze selten wohl präziser finden werden.

Die Beschreibung der Geschwülste ist gleichfalls sehr eingehend, Port macht uns hierbei mit den Resektionsverbänden und Prothesen an der Hand sehr instruktiver Abbildungen vertraut.

In einem Anhang erwähnt Port noch die mechanischen Veränderungen, die Mundatmung, Rachitis, sowie diejenigen allgemeinen Erkrankungen, wie die akuten Infektionskrankheiten, ferner Tabes dorsalis, Diabetes, Gicht, sowie Menstruation und Gravidität, welche pathologische Erscheinungen in der Mundhöhle hervorrufen können.

Die Autoren nennen ihr Werk einen Leitfaden für Mediziner und Studierende der Zahnheilkunde. Ich selbst möchte es auch als Nachschlagewerk für den Praktiker bezeichnen. Ein genaues Inhaltsverzeichnis trägt hierzu viel bei.

Das Werk dürfte in keiner zahnärztlichen Büchersammlung fehlen; besonders nützlich wird es für den Zahnarzt sein, der öfters Gelegenheit hat, mit Chirurgen Hand in Hand zu arbeiten. *D. Monatsschrift f. Zahnheilkunde.*

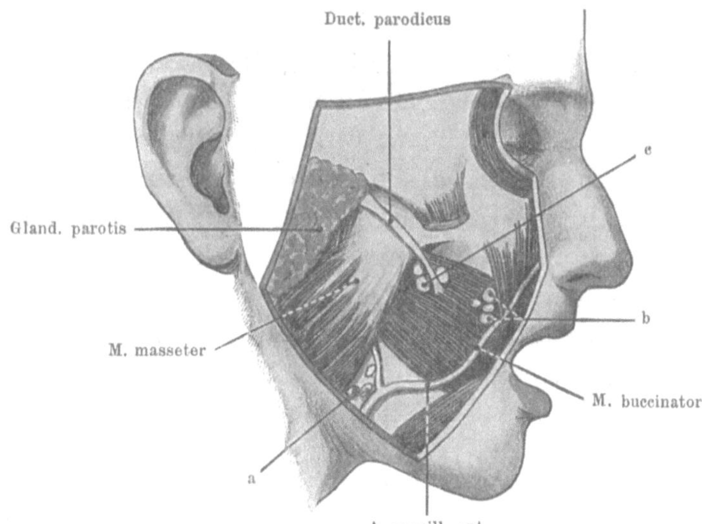
Duct. parodicus
Gland. parotis
M. masseter
a
A. maxill. ext.
M. buccinator
b
c

Zentralblatt für Psychoanalyse.

Medizinische Monatsschrift für Seelenkunde.

Herausgeber: Prof. Dr. **Sigm. Freud.**
Schriftleitung: Dr. **Wilhelm Stekel,** Wien.

Erster Jahrgang. Zwölf Hefte: Mk. 15.—.

Aus dem Inhalt:

Heft X/XI:

Originalarbeiten:

Über einige Probleme der Sagendeutung. Von Dr. F. Riklin.
Vorläufer Freud'scher Gedanken. Von Herbert Silberer.
Das Verlieren als Symptomhandlung. Von Otto Rank.
Anatole France als Analytiker. Von Dr. S. Ferenczi.
Hysterie und Mystik bei Margaretha Ebner (1291—1351). Von Dr. Oskar Pfister.
Eduard Mörike. Von Hugo Friedmann.

Mitteilungen: Zur Psychologie des Exhibitionismus. Von Dr. Wilhelm Steckel. — Ein Beispiel von literarischer Verwertung des Versprechens. Von Ernest Jones. — Ein Fall von Namenvergessen. Von Dr. Alfred Meisl. — Zur Rettungssymbolik. Von Theodor Reik. — Die Psychoanalyse in der modernen Literatur. Von Dr. Christian v. Hartungen. — Aus Gustav Flauberts Werken. Von Theodor Reik.

Referate und Kritiken: Dr. H. Bertschinger, Heilungsvorgänge bei Schizophrenen. — Dr. L. Klages, Die Probleme der Graphologie. — E. Jones, Some Instances of the Influence of Dreams on Waking Life. — M. A. van Gennep, Dessins d'enfant et dessin préhistorique. — Dr. A. Marie, Traité international de Psychologie pathologique. — J. Hárnik, Zur Psychologie des Propagandisten. — Musgrave et Sison, Le Mali-mali, Psychose Mimique. — Stigter, Über rationelle Psychotherapie. — Derselbe, „Zentralblatt für Psychoanalyse. — Alfred de Musset, Liebesbriefe an Aimée d'Alton. — Eduard Kulke und Friedrich S. Krauss, Um holder Frauen Gunst. — Anton Nyström, Sexualleben und Gesundheit. — Ernest Jones, Simulated Foolishness in Hysteria. — Erich Wulffen, Shakespeares grosse Verbrecher. — Derselbe, Gerhart Hauptmanns Dramen. — Prof. August Forel, Abstinenz oder Mässigkeit. — Dr. Albert Moll, Berühmte Homosexuelle.

Aus Vereinen und Versammlungen. Varia.

Heft XII.

Festgruss an den dritten psychoanalytischen Kongress in Weimar.

Originalarbeiten:

Persönliche Erfahrungen mit Freuds psychoanalitischer Methode. Von James J. Putnam.

Mitteilungen: Einige Bemerkungen über den Mutterkultus und seine Symbolik in der Individual- und Völkerpsychologie. Von Dr. Karl Abraham. — Eine historische Fehlleistung. Von B. Dattner. — Eine psychoanalytische Organisation zur Verhütung von Selbstmorden. Von Dr. L. Drosnés. — Reizung der analen erogenen Zone als auslösende Ursache der Paranoia. Von Dr. S. Ferenczi. — Beitrag zur Genesis der Todesahnungen. Von Hugo Heller. — Beiträge zur Sexualsymbolik des Traumes. Von Dr. Eduard Hitschmann. — Das Problem des „Gemeinsamen Sterbens“, namentlich mit Bezug auf den Selbstmord Heinrich von Kleists. Von Dr. Ernest Jones. — Ein Beitrag zur Kenntnis des Zahlentraumes. Von Dr. C. G. Jung. — Über zwei Frauentypen. Von Dr. A. Maeder. — Eine kleine Mitteilung. Von Dr. Marcinowski. — Zum „nachträglichen Gehorsam.“ Von Otto Rank. — Kritische Bemerkungen zu Dr. Adlers Lehre vom „männlichen Protest“. Von Dr. Rudolf Reitler. — Die Stiege, Leiter als sexuelles Symbol in der Antike. Von Dr. Alfred Robitsek. — Beziehungen von Traum und Witz. Von Gaston Rosenstein — Ein Fall intensiver Traumentstellung. Von Dr. Hans Sachs. — Beiträge zur Sexualfrage. Von Dr. J. Sadger. — Einige Bemerkungen zur Rettungsphantasie und die Analyse eines Rettungstraumes. Von Dr. Wilhelm Stekel. — Ein kleiner Beitrag zur „Psychopathologie des Alltagslebens“. Von Richard Wagner.

Referate und Kritiken:

Aus Vereinen und Versammlungen. Varia.